L'HYGIÈNE & LA MORTALITÉ

DANS L'ARRONDISSEMENT DE SENLIS

PENDANT L'ANNÉE 1892

RAPPORT

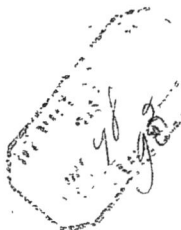

ADRESSÉ AU CONSEIL D'HYGIÈNE

PAR

Le Dr H. PAUTHIER

Membre correspondant national de la Société de Medecine et de Chirurgie pratique de Paris,
Membre titulaire de la Société de Médecine publique et d'Hygiène professionnelle.

BEAUVAIS

IMPRIMERIE A. SCHMUTZ, 27, RUE SAINT-PANTALÉON, 27

—

1893

L'HYGIÈNE & LA MORTALITÉ

DANS L'ARRONDISSEMENT DE SENLIS

PENDANT L'ANNÉE 1892

RAPPORT ADRESSÉ AU CONSEIL D'HYGIÈNE

PAR

Le Dr H. PAUTHIER

L'HYGIÈNE & LA MORTALITÉ

DANS L'ARRONDISSEMENT DE SENLIS

PENDANT L'ANNÉE 1892

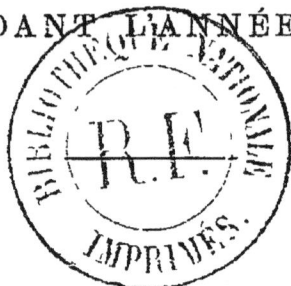

RAPPORT

ADRESSÉ AU CONSEIL D'HYGIÈNE

PAR

Le Dr H. PAUTHIER

Membre correspondant national de la Société de Médecine et de Chirurgie pratique de Paris,
Membre titulaire de la Société de Médecine publique et d'Hygiène professionnelle.

BEAUVAIS
IMPRIMERIE A. SCHMUTZ, 27, RUE SAINT-PANTALÉON, 27

1893

L'HYGIÈNE & LA MORTALITÉ

DANS L'ARRONDISSEMENT DE SENLIS

PENDANT L'ANNÉE 1892

———

Rapport adressé au Conseil d'Hygiène par le Dʳ H. PAUTHIER

———

L'année dernière, en accompagnant la statistique des
décès dans l'arrondissement de Senlis de notes explicatives
et d'un aperçu succinct des maladies qui avaient régné en
1891, j'avais constaté avec plaisir qu'après 1890 le calme
était revenu et que l'humanité allait vivre en paix, pour
quelque temps du moins, avec les microbes pathogènes. Mes
prévisions n'ont pas été justifiées, l'an 1892 paraît avoir été
l'instant du rendez-vous pour toutes les maladies infectieuses les plus redoutées, et les plus dévastatrices. Si nous
considérons en effet, d'après les documents officiels, l'état
sanitaire de la France en 1892, nous constatons que non
seulement l'influenza a fait d'innombrables victimes, mais que

le choléra qui la suit d'habitude a tracé lui aussi son funèbre
sillon. Notre arrondissement n'a point été épargné ; il a subi,
par surcroît, des épidémies multiples de fièvre typhoïde et
de fièvres éruptives. Après la grippe en hiver, le choléra en
été, la rougeole en automne, il a pendant l'année entière été
sous le coup de la fièvre typhoïde. Telles sont les affections
dont je m'occuperai surtout dans le cours de ce modeste
travail, essayant d'en faire l'histoire le plus exactement
possible, et aussi de montrer par quels moyens on a essayé
de les combattre. Contrairement à mon habitude, je ne
traiterai pas, cette année, des maladies régnantes suivant
l'ordre de leur apparition, mais je suivrai le tableau statistique qui termine ce travail. Le premier avantage sera d'attirer sur ce dernier l'attention de beaucoup de praticiens
qui ne se doutent pas de la somme de labeur qu'il repré-
sente, et ensuite d'en rendre la compréhension plus facile.
Mon intention n'est pas toutefois de m'occuper d'une façon
détaillée de toutes les maladies qui figurent dans ces colonnes ;
ce que je veux, c'est donner quelques détails sur les affections épidémiques, et chercher autant que possible, sur ce
dernier point, à être complet, pour rendre le plus de services possibles à l'hygiène publique.

J'ai le regret de ne pouvoir satisfaire à ce sujet toute
mon ambition, car les certificats de décès, sur lesquels se
base en partie mon travail, sont parfois ou inexacts ou in-
complets. Chaque médecin a sa façon de formuler comme
aussi de constater une mort ; l'un atténue, l'autre exagère ;
l'un attribue le décès à l'affection primitive, l'autre à une
complication, si bien qu'au milieu de tant d'habitudes diverses et de tergiversations, il faut prendre une juste
moyenne, ce que me permet de faire ma vie active au point
de vue médical dans l'arrondissement de Senlis, et la con-
naissance que j'ai des petites manies d'un grand nombre de
praticiens. Enfin, en ce qui concerne les épidémies, je dois
à un dévouement que je n'ai jamais marchandé, de jouir
d'un peu de confiance auprès de l'Administration, c'est ce

qui me permet, avec les rares renseignements venus des confrères et mes observations personnelles, d'être au courant de l'état sanitaire de notre région.

CHAPITRE I

Fièvre typhoïde.

La fièvre typhoïde, dont j'ai eu chaque année à m'occuper, n'a pas fait trêve en 1892, bien au contraire ; ce n'est pas sur un seul point de la région qu'elle s'est montrée, mais dans tous nos cantons où elle a sévi avec plus de violence que d'habitude. En 1891, je constatais 34 décès ; en 1892, j'en trouve 49, ce qui fait une majoration de 15, chiffre bien inférieur à la réalité, si je m'en rapporte à la rumeur publique. En tout cas, en me basant strictement sur les désignations portées dans les certificats mortuaires que j'ai compulsés avec beaucoup de soin, je suis amené à classer, en 1892, au point de vue de la dothiénenterie, les cantons de l'arrondissement de Senlis dans l'ordre suivant :

1° Canton de Betz............. 1 décès à Rosoy—en—Multien pendant le 4ᵉ trimestre.

Canton de Nanteuil......... 1 décès au Plessis—Belleville pendant le 3ᵉ trimestre.

Canton de Pont .... 1 décès à Pont pendant le 4ᵉ trimestre.

2° Canton de Neuilly-en-Thelle. 1 décès à Balagny-sur-Thérain (2ᵉ trimestre) ; 1 décès à Chambly (3ᵉ trim.).

3° Canton de Crépy-en-Valois. 2 décès à Gilocourt (4ᵉ trim.); 1 décès à Crépy (4ᵉ trim.); 1 décès à Néry (4ᵉ trimestre); 1 décès à Fresnoy-la-Rivière (3ᵉ trimestre).

4° Canton de Senlis..........
{
1 décès à Senlis (1er trim.);
1 décès — (2e trim.);
1 décès — (4e trim.);
2 décès à Orry-la-Ville (1er tr.);
1 décès à Courteuil (3e trim.);
1 décès à Mortefontaine (3e t.);
1 décès à Villers – St – Framb. (3e trimestre);
1 décès à Villers – St – Framb. (4e trimestre).
}

COMMUNES ATTEINTES par la fièvre typhoïde	1er trimestre	2e trimestre	3e trimestre	4e trimestre	TOTAUX
Chantilly............	2	5	8	4	19
Gouvieux............	»	1	»	1	2
Montataire..........	»	1	2	1	4
Saint–Leu..........	»	1	2	»	3
Saint–Maximin......	»	»	1	»	1
Villers–Saint–Paul..	»	»	1	»	1
TOTAL GÉNÉRAL..........					30

5° Canton de Creil ...

Cette situation étant ainsi mathématiquement établie, je ne crois pas devoir m'attarder à chaque cas particulier, mais m'occuper surtout des foyers épidémiques. Cependant, tout en ne m'arrêtant pas aux cantons de Betz et de Nanteuil, je dois constater que celui de Pont, qui marche sur le même rang, est susceptible d'une petite remarque : contrairement à une vieille et mauvaise habitude, on n'y compte, en 1892, qu'un seul décès ; c'est une constatation qui est bonne à faire. En ce qui concerne le canton de Crépy, mon œuvre sera plus difficile et surtout plus triste, puisque dans l'une de ses communes, celle de Gilocourt, nous avons eu l'occasion d'observer une véritable épidémie de fièvre typhoïde. C'est de celle-ci, que j'ai eu l'occasion d'étudier sur place, dont je m'occuperai immédiatement.

La Fièvre typhoïde à Gilocourt.

Le village de Gilocourt, dont la population est de 568 habitants. se trouve situé sur les bords de la rivière l'Automne. Il est bâti sur divers plans de terrain qui aboutissent par une pente tantôt rapide tantôt douce, au lit du cours d'eau cité plus haut. Celui-ci, dont la fraîcheur et la limpidité seraient irréprochables sans les déjections de l'industrie moderne, constitue un des agréments du pays par ses rives verdoyantes. C'est sur ces dernières que s'élèvent, en face de Gilocourt, une féculerie et une brosserie, usines qui emploient une faible partie des habitants. L'autre partie est occupée aux travaux des champs et se trouve répartie dans les divers quartiers du village. A mon sens, celui-ci peut être divisé en 3 quartiers : le 1er, compris entre l'Automne et la place de la Mairie, est construit sur une pente assez rapide; les maisons en sont proprettes, mais les cours ressemblent à toutes celles de nos villages, c'est dire qu'elles sont mal entretenues, occupées par des fumiers, en somme insalubres. Le 2e quartier s'étend autour de l'église et du cimetière et comprend une série d'habitations groupées sur une surface assez plane dans laquelle se trouve située la place principale du pays, sur un des côtés de laquelle on remarque une mare assez vaste et un château. Le 3e quartier, composé d'une à deux maisons de cultivateurs, est bâti contre le sommet de la colline et domine le tout. A juger par la situation, on pourrait croire que cette commune est privilégiée au point de vue de la santé; il n'en est malheureusement rien. Depuis longtemps, en effet, on y a signalé l'apparition de la fièvre typhoïde, et c'est précisément ce motif qui m'a fait envoyer par l'Administration pour étudier l'état sanitaire du pays. Avant moi du reste, en juillet 1891, la

Commission cantonale d'hygiène de Crépy s'y était rendue, mais à mon sens elle a examiné la question à un point de vue un peu spécial, sur lequel toutefois je suis de son avis. On sait que depuis longtemps on a fait disparaître les cimetières de l'intérieur des villages; or, à Gilocourt, ce progrès n'ayant pas encore été réalisé, on a porté plainte, et on a accusé le cimetière d'être la cause de l'épidémie. Je veux de suite essayer de réfuter cette accusation, et chercher ensuite ailleurs la cause du mal. Comment se trouve en effet le cimetière? Autour de l'église d'un côté, et de l'autre, séparé du 2e quartier par une des rues principales qui se trouvent en contre-bas de tous les puits servant à l'alimentation, il domine le terrain servant aux inhumations, terrain s'inclinant vers une partie inhabitée du pays. L'écoulement des eaux entraînées sur une pente assez rapide, peut se faire à travers les couches du cimetière, couches qui me paraissent être au-dessous du niveau des puits. Ceux-ci ne peuvent donc être souillés par le cimetière. Examinons maintenant quel est leur rôle au point de vue de l'éclosion de l'épidémie et de sa continuation.

Je n'ai pas cru devoir précédemment rappeler que l'eau est la cause, maintenant indiscutable, de toute dothiénenterie, mais je dois du moins, avant d'étudier plus à fond l'épidémie qui nous occupe, dire quelques mots du mode d'alimentation en eau de la commune de Gilocourt.

Celle-ci, dans sa plus grande agglomération de population, c'est-à-dire dans la partie située autour de la mairie et en face l'église, prend son eau dans sept puits assez espacés les uns des autres. Pour être absolument consciencieux, quoiqu'ils aient de grands points d'analogie, je les décrirai tous séparément. Ma description suffira, je pense, à en faire ressortir les inconvénients, je dirai mieux, les dangers.

1° *Puits situé rue Copain, alimentant spécialement la maison Gilaud.* — Ce puits est entouré de fumiers, de fosses d'aisances non étanches et de niches à lapins. Pendant l'épidémie actuelle on a constaté, dans la maison Gilaud, deux cas de fièvre typhoïde.

2° Puits situé rue Salée, à l'angle de la maison d'école et de la mairie. — Ce puits est situé en contre-bas d'une rue dans laquelle les eaux pluviales s'écoulent après en avoir lavé non seulement le sol, mais encore des fumiers étendus sans soin dans des cours malpropres. Ces eaux s'écoulent d'autant plus facilement dans le puits, que celui-ci se trouve ouvert au milieu de la rue, la margelle étant depuis longtemps détruite. Il sert à l'alimentation de tous les habitants de la rue, de l'instituteur et des enfants des écoles.

Il y a longtemps que des cas de fièvre typhoïde sont signalés dans ces parages : un maître d'école y est mort, du reste, il y a peu d'années.

3° Puits du Presbytère. — Paraît en assez bon état, est dans un endroit clos et propre, ne sert qu'au curé.

4° Puits Sanguin. — Est entouré de fumiers et de fosses d'aisances non étanches. On a constaté dans la maison y attenant 3 cas de fièvre typhoïde.

5° Puits Lefèvre-Harbaut. — Ce puits, qui alimente la maison Doyen où 7 cas de fièvre typhoïde ont été relevés, se trouve dans les mêmes conditions malsaines que les autres.

6° Puits Vincent. — Mêmes remarques à faire que précédemment ; mais ici, non seulement nous constatons sur place un cas de fièvre typhoïde, mais aussi que les selles des malades ne sont jamais désinfectées et sont jetées négligemment sur un fumier, à deux mètres du puits.

7° Puits de la place communale. — Celui-ci est en très mauvais état, les eaux de la place peuvent s'y écouler avec la plus grande facilité. Un cas signalé.

Telle est, exactement décrite, la situation et l'état sanitaire de la commune de Gilocourt dans les premiers jours de mars, époque à laquelle je m'y suis rendu en mission. I:

est par là, facile de suivre la pathogénie de la maladie infectieuse, qui se perpétuera aussi longtemps que durera la contamination de l'eau des puits. Ceux-ci en effet sont bien la
cause du mal, et si le doute était possible sur ce point, il
suffirait de dire, que seule la partie du village desservie par
les sept puits précités a été contaminée. Mais, pour rendre
la preuve plus sûre, le récit du fait suivant me paraît
utile. C'était il y a quelques semaines, la partie basse et la
partie haute du village étaient indemnes, quand pour une
raison que j'ignore une ménagère habitant l'une des maisons
de culture sises dans le troisième quartier, vint puiser de
l'eau *au puits de la place communale;* peu de temps
après, un cas de fièvre était signalé dans le haut. Depuis,
aucun rapport ne s'est renouvelé, aucun autre cas ne s'est
produit.

Je disais, il y a un instant, que jusqu'ici la dothiénenterie semblait avoir épargné la partie basse du pays, je
dois ajouter que celle-ci prend son eau à une source assez
limpide d'un captage malheureusement trop primitif et qui
mériterait d'être modifié. Je crois même que la commune de
Gilocourt pourrait fort bien utiliser cette ressource, c'est du
reste le conseil que j'ai donné à l'Administration au retour
de ma mission.

Je ne terminerai pas cet aperçu de l'épidémie de Gilocourt sans dire que j'ai prescrit toutes les mesures usi-
tées en pareil cas, aussi bien contre la fièvre typhoïde
que contre la scarlatine et la diphtérie qui venaient
de faire leur apparition dans les écoles. Je ne sais si mes
avis ont été suivis, mais ce que j'ai constaté avec peine, c'est
le profond mépris de la municipalité pour l'hygiène publique.
Lors de ma visite en effet, j'ai vu des ouvriers, vidant par
ordre du maire non autorisé par arrêté sous-préfectoral,
une mare communale située au centre du pays. Après de
telles imprudences commises en pleine épidémie, on ne doit
pas s'étonner si le fléau continue ses ravages malgré la vigi-
lance des hommes de l'art et de l'autorité supérieure.

En jetant un dernier coup d'œil sur la fièvre typhoïde dans le canton de Crépy, je constate un décès à Fresnoy-la-Rivière. Ici, aucun foyer, c'est un cas isolé importé du dehors.

Il n'en est pas tout à fait de même pour Crépy-en-Valois. Nous y relevons une petite épidémie de maison sur laquelle le docteur Chopinet m'a donné quelques détails. Un soldat revient chez ses parents en congé de convalescence pour fièvre typhoïde, peu de temps après on constate trois cas et malheureusement un décès.

La fièvre typhoïde et l'assainissement à Senlis

Comme les autres cantons de l'arrondissement, celui de Senlis a reçu, lui aussi, la visite de la fièvre typhoïde, et son chef-lieu a, comme chaque année, payé son tribut. Ce n'est pas à une épidémie se généralisant dans toute la ville que peuvent être attribués les décès relevés ; ceux-ci, qui sont répartis entre les quatre trimestres, ont eu lieu sur divers points assez éloignés dans la localité. Cependant, on ne peut nier qu'une petite épidémie de quartier n'ait eu lieu au bas de la rue de Meaux, sur les bords de la Nonette. J'ai eu l'occasion de soigner plusieurs malades jusqu'à leur guérison, sans compter ceux que j'ai fait transporter à l'hôpital ; ces circonstances m'ont permis de rechercher les causes du mal. Je ne sais pas si j'ai pensé juste, mais en tout cas, j'ai constaté que l'épidémie avait coïncidé avec le commencement d'une vaste construction sur pilotis au voisinage de la pompe qui alimente le quartier, et avait cessé lorsque les fondations étaient sorties du sol. N'y avait-il là qu'une coïncidence ? Je ne le crois pas, et je suis persuadé au contraire que le sous-sol, remué par les pieux enfoncés profondément, a dû permettre à des microbes pathogènes de se trouver en contact avec la nappe d'eau alimentaire. Ce qui me persuade davantage de cette version, c'est que certains habitants, justement incommodés, s'étaient plaints des mauvaises odeurs répandues chaque jour par un dépôt de tonneaux de vidange ; celui-ci a été supprimé de suite, et la maladie n'en a pas moins subsisté. L'origine du mal me paraît donc être plutôt dans la contamination de l'eau que dans celle de l'air par les émanations nauséabondes dont j'ai parlé. La Municipalité senlisienne [a, du reste, décidé l'installation d'une borne-fontaine dans ces parages, il y a tout lieu de croire que cette innovation portera les mêmes fruits dans cette rue que dans celle de la Poterne où, depuis trois ans, il n'y a plus de cas de fièvre typhoïde. Mais, puisque je m'occupe en ce moment d'une amélioration apportée à l'hygiène publique non seulement dans ce quartier, mais dans celui de la place Saint-Martin et de la rue Vieille-de-Paris où l'eau de la ville a été récemment placée, je crois utile d'insister plus longuement sur les nombreuses innovations qu'aura vue l'année 1892.

Dans mes travaux précédents, j'ai eu souvent l'occasion de m'occuper des industries pouvant contaminer la Nonette dont l'eau servait encore, il y a deux mois, à l'alimentation de certains quartiers; je crois bon aujourd'hui de revenir sur ce sujet, et de montrer les progrès qui se sont opérés depuis une année.

Il s'est trouvé, à la tête du département de l'Oise, un préfet assez soucieux de la santé de ses administrés pour oser toucher aux vieux préjugés, aux vieux errements, et faire reviser la police des rivières ; je lui en adresse mes sincères compliments et je crois qu'il a droit à la reconnaissance des populations. Je sais bien que certains industriels n'ont pas été contents, particulièrement à Senlis ; où, n'osant s'attaquer à l'autorité supérieure, ils s'en sont pris à des individualités plus soucieuses de la santé publique que de leurs intérêts électoraux, mais ils n'ont pas empêché le Conseil d'hygiène de l'arrondissement de soumettre à l'approbation administrative de sages déterminations. J'ai dit plus haut et aussi depuis longtemps que l'eau de la Nonette était contaminée sans cesse par les diverses industries établies sur ses rives, industries utiles à la vitalité commerciale de la région, et par conséquent respectables ; il restait à en combattre l'action nuisible. Voici ce qu'a fait pour cela la Commission d'hygiène :

En première ligne se présentait l'industrie des peaux et laines, celle qui est la plus ancienne dans la contrée, celle qui en a fait depuis trois cents ans la réputation, fort justifiée du reste ; voici à son sujet comment s'expriment deux de mes collègues du Conseil de salubrité dans un rapport (5 janvier 1893) fort bien élaboré que je transcris textuellement, en supprimant toutefois les noms des trois principaux négociants dont la susceptibilité serait sûrement excitée.

« L'industrie de MM. X. Y. Z. est limitée au pelanage et au lavage des peaux et laines et n'exige pour fonctionner qu'une autorisation de 3ᵉ classe. Le travail convenablement fait ne doit vicier ni l'air ni l'eau, malheureusement l'usine que nous avons vue en activité a prouvé qu'il n'en est pas toujours ainsi. Le pelanage avec mélange de chaux et d'orpiment commence en novembre pour finir en avril. Après la tonte, la laine est trop courte pour qu'il y ait intérêt à employer ce procédé. Le travail régulier consiste à recevoir la peau verte, à l'enduire le même jour du côté de la chair d'un lait de chaux arsenical à 5 d'orpiment pour 1,000 de chaux, à replier les surfaces chaulées l'une sur l'autre et à pelaner le lendemain. Il reste donc, d'un côté la peau dénudée, gonflée, encore chargée de mélange épilatoire, et de l'autre la laine classée suivant longueur et qualité, retenant également, mais en moindre proportion, de la chaux et de l'arsenic. Pendant le travail on a débarrassé la peau des pattes, de la queue et des lambeaux de chair, ce qui forme le sous-produit.

« Les peaux sont plongées dans une cuve où elles se déchargent de la mixture arsénicale, et expédiées fraîches. La laine est lavée dans un bain de chaux légèrement alcalin, pour le désuintage, puis lavée à pleine eau et séchée.

« *Si l'on observe que les usines de Senlis traitent, l'une environ 800 peaux par semaine, on conçoit que l'eau*

*des cuves a besoin d'être souvent renouvelée, et le dépotoir:
c'est la rivière ! (La Nonette.).*

« Quand nous sommes arrivés chez M. X., hommes et
femmes travaillaient au pelanage dans un atelier un peu
primitif, et les sous-produits (chairs, pattes et queues) for-
maient une masse d'environ 100 kilog. et exhalait une forte
odeur de viande putréfiée.

« La Commission juge inutile de considérer la tenue
actuelle des différents établissements et d'apprécier la valeur
des oppositions formulées ; elle en a dit assez pour trouver
que l'industrie des laines *peut être maintenue à Senlis,
mais circonscrite et réglementée.*

CONCLUSIONS

« La Commission propose au Conseil la réglementation
suivante :

« 1° Le travail des ateliers de pelanage de peaux de mouton
et lavage de laine ne comprend absolument que ces deux
opérations ;

« 2° Les eaux de lavage des peaux et de premier désuintage
seront dirigées par une conduite en ciment ou briques
cimentées dans des bassins en maçonnerie, étanches, de
6 mètres cubes au moins de capacité ; chaque usine devra en
avoir deux ;

« 3° L'eau de ces bassins ne pourra s'écouler à la rivière
que déposée et limpide ; le résidu boueux des bassins sera
porté en plaine ;

« 4° La sole des ateliers sera construite de façon à pouvoir
être lavée ; les eaux de lavage seront dirigées dans les bassins
de décantation ;

« 5° Les rognures de peaux, pattes et autres débris pu-
trescibles seront enlevés tous les jours pour être enfouis ou
passés à la chaux ;

« 6° Tout séchage de peaux vertes est interdit ;

« Quant au trempage des peaux sèches pour les assouplir,
et au lavage des laines désuintées dans le courant de la
rivière, il appartient au Syndicat de la Nouette de le régle-
menter (1).

---

(1) La rivière en question, au point de vue de son curage et
des autres servitudes, est surveillée par un Syndicat formé par
les riverains et présidé par l'un d'eux.

Voilà certainement une excellente réglementation ; le tout est, maintenant, d'en exiger la stricte application et de la surveiller, tâche qui a été confiée à l'Administration des Ponts et Chaussées.

Il serait injuste d'accuser uniquement l'industrie lainière de la contamination de notre rivière, celle-ci reçoit, avec des eaux ménagères et des fosses d'aisances, la totalité des eaux d'égouts, aussi a-t-on cherché à rendre celles-ci moins nuisibles. C'est pour cette raison que dans sa séance du 7 février 1893, le Conseil d'hygiène a pris la détermination suivante :

« Le Conseil, après discussion, considérant que les eaux de lavage de la cartonnerie de M. X. sont déversées presque toujours corrompues dans les égouts de Senlis, demande qu'une cuve munie d'un agitateur activé par la machine, laisse tomber continuellement sur les eaux d'usine un lait de chaux assez abondant pour y arrêter toute fermentation. »

La sollicitude de l'autorité ne s'est pas étendue seulement aux établissements dont j'ai parlé, la Commission nommée dans le sein du Conseil d'hygiène a visité aussi les abattoirs de la ville de Senlis, et nous trouvons dans son rapport l'appréciation suivante (5 janvier 1893) :

« Les abattoirs de Senlis ne donnent pas à première vue une entière satisfaction. Il est vrai qu'au moment de notre visite, la gelée avait figé le sang dans le large ruisseau qui le conduit à la rivière; mais ce ruisseau, à ciel ouvert, est souillé par les eaux des tueries, les eaux d'égouts qui font cascade le long des murs dans un fossé malpropre et, l'été, infectent l'air ; ce long et imprudent tuyau qui crache à la rivière le sang des tueries et les matières fécales du personnel de l'établissement, tout cela indique qu'il y a quelque chose à faire. Le vrai progrès, nous l'avons dit, serait l'irrigation, mais la ville doit compter avec son budget. En attendant, la Commission demande que l'égout qui longe les murs de l'abattoir soit dallé et couvert, et ne serait-ce que comme exemple, que la lunette des cabinets ne soit plus ouverte sur la rivière. »

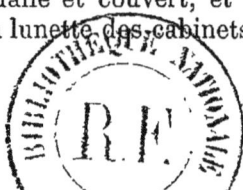

Les avis donnés plus haut ont été, paraît-il, pris en considération, car dans la séance du 7 février, le Maire de la ville
de Senlis obtint du Conseil d'hygiène la délibération suivante :

« Le Conseil, vu la demande de M. le Maire, le rapport
favorable de l'Ingénieur des Ponts et Chaussées ; Considérant que si la Nonette est fortement polluée par les égouts et
abattoirs, elle n'est cependant pas infectée ; qu'un travail
d'assainissement entrepris par la ville, doit assurer prochai-
nement l'emploi de toutes les eaux vannes en irrigation, se
contente d'inviter M. le Maire à hâter le plus possible l'exécution du travail d'assainissement projeté. »

Ce travail d'assainissement sera-t-il fait ? Je le souhaite
bien vivement, mais je n'ose l'espérer avant une bien longue
échéance. Ce serait là pourtant un immense progrès, que de
voir une des plus vieilles villes de France, aux rues étroites,
tortueuses et malsaines, rivaliser avec les cités neuves et
modernes au point de vue de l'hygiène publique.

Je crois en avoir dit assez long sur Senlis au point de vue
de la fièvre typhoïde et de l'eau qui en est le principal véhi-
cule ; je jette maintenant un coup d'œil sur d'autres communes du canton où l'affection a été signalée.

A Orry-la-Ville, je trouve, avec 2 décès dans le 1er trimestre, une situation analogue à celle que j'ai déjà signalée
pour Crépy-en-Valois ; c'est encore un militaire en convalescence qui semble apporter le germe de l'affection. Je signale de nouveau cette particularité, en me demandant s'il
ne serait pas possible d'éviter le retour de pareils faits. Il
suffit de les signaler pour que l'autorité militaire prenne les
précautions nécessaires, car, à mon sens, les contaminés ont
bien pu être envoyés trop tôt dans leurs foyers ; c'est là une
chose qu'il serait facile non seulement de constater, mais
d'éviter à l'avenir.

A Mortefontaine, commune en relations journalières avec Paris, je trouve aussi un décès par dothiénenterie ; c'est un cas isolé.

Il en est de même pour Courteuil, mais ici, nous trouvons les renseignements suivants dans le procès-verbal de la séance du Conseil d'hygiène du 8 octobre 1892 :

« Monsieur le Maire de Courteuil rappelle qu'il y a eu 3 cas de fièvre typhoïde l'an dernier dans la cour Peltier et que dernièrement 1 cas presque foudroyant a encore été observé. Il trouve l'origine de cette maladie dans la mauvaise tenue de la cour.

« Le secrétaire a visité les lieux, trouvé les quatre logements et la propriété Peltier très habitable : la cour est vaste et bien aérée, la fosse à fumier, profonde de 0^m,50, est divisée en quatre parties, elle reçoit spécialement les fumiers de lapins et les ordures ménagères. Si des cas de fièvre typhoïde sont nés sur place, on ne pourrait en trouver la cause que dans une infection du puits par la fosse d'aisances, qui en est distante de 5 mètres.

« Le Conseil, après avoir entendu les explications du rapporteur, émet l'avis que M. Peltier soit invité à vider sa fosse et à la rendre étanche sur toutes ses faces. »

En ce qui concerne Villers-Saint-Frambourg, il y a la un foyer d'infection certain, mais aucune enquête n'ayant été faite, je suis dépourvu de renseignements et je dois remettre à plus tard une étude sur ce point.

La Fièvre typhoïde dans le canton de Creil.

En abordant l'étude de la fièvre typhoïde dans le canton de Creil, je ne suis pas dépourvu d'appréhensions, me trouvant en présence de la région la plus populeuse et surtout la plus mal peuplée au point de vue des habitudes hygiéniques. Cependant, cette année, la maladie n'a pas eu une prédilection trop marquée pour les cités ouvrières ; c'est à Chantilly, ville bourgeoise, qu'elle a établi son quartier général. C'est donc par là que je devrais commencer, mais comme les détails que je puis avoir à donner sont assez longs, j'essayerai d'abord de retracer ce qui s'est passé à Saint-Leu, commune dont j'ai eu souvent à m'occuper depuis plusieurs années. Je ne saurais mieux faire, pour être complet, que de reproduire la lettre suivante, qui m'a été adressée le 11 janvier, et de la faire suivre du rapport adressé par moi à l'Administration :

SOUS-PRÉFECTURE
DE SENLIS
—

« Senlis, le 11 janvier 1893.

« MONSIEUR,

« M. l'Inspecteur d'académie informe M. le Préfet qu'il y a quelques mois, M. Devaux, instituteur à Saint-Leu-d'Esserent, est mort des suites de la fièvre typhoïde et qu'un stagiaire de la même école, M. Rongetet, atteint du même mal, vient à peine d'entrer en convalescence.

« La terrible maladie se représentant à court intervalle ne laisse point que de donner de sérieuses inquiétudes, et pour les enfants envoyés à l'école, et pour les maîtres, que leurs fonctions retiennent à ce poste.

« En conséquence, je vous ai désigné pour vous rendre à Saint-Leu à l'effet de procéder, avec M. Lefebvre de la Fargue, à une enquête approfondie sur les causes du mal signalé.

« Vous voudrez bien également vous adjoindre M. le docteur Roustan, médecin des épidémies à Creil.

« Sur votre rapport, le Conseil d'hygiène prescrira les mesures reconnues nécessaires pour enrayer une nouvelle apparition du fléau.

« Il y a urgence à ce que cette affaire soit menée avec toute la diligence possible.

« Recevez, etc. etc. »

En réponse à cette lettre, j'adressais, le 16 janvier, le rapport suivant à l'Administration :

Monsieur le Sous-Préfet,

Conformément à votre lettre du 11 janvier courant, et après avoir prévenu M. le docteur Roustan, médecin des épidémies du canton de Creil, actuellement indisponible, nous nous sommes rendus, M. Lefebvre de la Fargue et moi, dans la commune de Saint-Leu-d'Esserent et avons procédé à l'enquête prescrite. Voici, d'après les renseignements que nous avons recueillis, l'histoire des deux cas de fièvre typhoïde signalés à l'école de la susdite commune.

Le 15 juillet 1892, M. l'instituteur Devaux prenait un bain dans l'Oise, à un endroit où de nombreux détritus sont continuellement déversés, et à l'époque du chômage où la baisse du fleuve rend plus dangereuses les fermentations organiques. Le baigneur resta longtemps dans l'eau en ce moment agitée par le vent et en absorba, d'après son propre récit, une assez grande quantité.

Le lendemain, il s'alitait, et le 23 juillet il mourait de la fièvre typhoïde. Pendant tout le cours de sa maladie, le stagiaire Rongetet ne cessa de lui prodiguer des soins; après le décès, il veilla le défunt, et quelques jours après aida à la désinfection des chambres qui furent passées au sublimé, excepté la sienne dont la porte est sur le même palier et en face. Les vacances arrivèrent; Rongetet partit plein de santé et ne revint qu'au mois d'octobre. Un mois après, il était lui-même atteint de fièvre typhoïde, et en ce moment il est encore en convalescence.

D'après vos instructions, nous avons cherché la cause du mal, et pour y arriver, notre attention s'est portée successivement sur l'eau servant à l'alimentation, sur les matières environnantes pouvant la souiller (fumiers, latrines) et sur l'état de l'habitation occupée par les malades.

Eau. — Le puits qui alimente l'école et la ferme voisine, appartenant à M. Mahieux, est situé dans la partie N.-N.-E. de la cour, dans le mur mitoyen, au bas d'une pente qui est la continuation de la déclivité des terrains sur lesquels est bâti le village. Ce puits est entouré, du côté de la ferme, par des fumiers, et au Sud par les lieux d'aisances servant aux écoliers. Malgré ce fâcheux voisinage, toute infiltration nous a paru impossible, les purins étant recueillis dans une fosse étanche dont le trop plein va se déverser au moins à trente mètres en contre-bas. Il en est de même pour les waters-closets non étanches dont le contenu liquide s'écoule au loin vers le lit de la rivière. Ce n'est donc pas là, à notre sens, qu'il faut chercher l'origine du mal; du reste le garçon et la fille de M. Mahieux, âgés de 15 à 18 ans, n'ont pas été malades.

Habitation. — Sera-ce dans les conditions hygiéniques de la maison d'école que nous devrons la trouver? Nous ne le croyons pas; mais nous pensons qu'il est bon de nous étendre un peu à ce sujet.

Comme dans la plupart des grosses communes, nous avons à Saint-Leu un Hôtel de Ville, d'une apparence confortable, servant de mairie et d'école. Sous le rapport des services administratifs et de l'installation des classes, nous n'avons aucune critique à formuler; mais, puisqu'il est ici question d'hygiène, nous pouvons affirmer que les logements réservés à l'instituteur et à son adjoint sont absolument insuffisants. La chambre de M. Rongetet, qui cube à peine 36 mètres d'air, et celles de l'instituteur 36 et 24. Il n'y a qu'un enfant, mais il pourrait y en avoir 2 ou 3, avec 24 mètres cubes d'air par nuit.

Cela bien établi, examinons comment M. Rongetet, plus de trois mois après la mort de M. Devaux, a pu contracter son affection.

Parti en vacances au mois d'août dans la Haute-Saône, M. Rongetet rentre à Saint-Leu au mois d'octobre, n'étant plus acclimaté, et s'installe dans la chambre qu'il occupait en juillet lorsqu'il soignait son directeur. Dans cette chambre non désinfectée, ont séjourné les effets qu'il portait, les livres qu'il touchait à cette époque, le lit dans lequel il couchait. Ne sont-ce pas là des éléments suffisants pour expliquer la contagion? Et l'état sanitaire du village, quel était-il? On y signalait bien un cas de dothiénenterie, mais ce foyer était loin, en contre-bas de la maison d'école, et le sous-maître malade n'avait eu aucun rapport avec lui. En face de ces faits, nous sommes absolument convaincus que les cas Devaux et Rongetet sont isolés.

Le premier a pour cause l'ingestion directe de l'eau de l'Oise, souillée d'une façon toute particulière au moment des grandes chaleurs.

Le second, la contamination immédiate par les bacilles qui sont restés dans la chambre de l'adjoint, qui y ont proliféré et ont envahi son organisme à son retour. Si nous ajoutons à cela l'exiguité du local et l'âge favorable du malade, toutes nos présomptions se changent en une certitude absolue.

Ce qui vient encore à l'appui de notre opinion, c'est qu'aucun des élèves n'a été atteint depuis, soit le mois de juillet, soit le mois de novembre. Et certainement, s'il existait à l'école de Saint-Leu un foyer d'infection typhoïde, de nombreux cas auraient été déjà signalés, ce qui n'est pas.

En ce qui concerne les mesures de désinfection, nous avons été devancés. M. le Maire a fait désinfecter au soufre et au sublimé, enlever le papier que l'on ferait bien de remplacer par de la peinture, tremper les linges dans la lessive bouillante; il ne reste plus qu'à laver le parquet de la chambre et les escaliers à l'eau seconde des peintres (lessive de soude ou de potasse).

Après avoir traité ces cas particuliers, qu'il nous soit permis de revenir sur l'insuffisance absolue du logement de l'instituteur, pour le coucher, et la possibilité de remédier à cet état de choses en prenant une ou deux chambres sur l'immense salle du Conseil; de plus, comme nous l'avons déjà fait il y a deux ans, nous appelons l'attention de l'Administration sur l'état sanitaire habituel de la commune de Saint-Leu. On peut dire qu'en ce pays, la fièvre typhoïde est à peu près à l'état endémique. Cela tient certainement aux infiltrations permanentes qui se font des fosses d'aisances, des places à fumiers, des puits mal protégés servant à l'alimentation.

Signaler ce fait est indiquer le remède à mettre en pratique, l'eloignement des fumiers et des fosses d'aisances, des puits. Quant aux fosses étanches, elles donnent trop souvent une fausse sécurité et exigent des vidanges continuelles souvent plus nuisibles par leurs émanations que les fosses absorbantes. Voilà l'avis que nous vous soumettons en vous priant d'agréer, etc., etc.

Depuis cette époque, on ne nous a signalé aucune épidémie typhoïde dans cette localité.

Il n'en est malheureusement pas de même pour Chantilly; aussi est-ce par une petite étude sur l'hygiène de cette ville que nous terminerons le premier chapitre de notre travail sur 1892.

La Fièvre typhoïde et la Question des Eaux à Chantilly.

Chantilly est une ville tellement connue, qu'une description tentée par moi serait superflue. Tout le monde admire les magnifiques forêts qui l'entourent, sa pelouse verdoyante, son château, ses rues propres et droites où l'air avec la santé semblent librement circuler. Et, en effet, dans cette cité bâtie sur un plateau dominant les vallées de la Thève et de la Nonette, la maladie semble avoir été longtemps ignorée. Ce petit coin d'un paradis terrestre, habité jadis par des princes aussi jouisseurs que guerriers, n'était point fait pour recevoir la visite des hygiénistes, la nature plantureuse et luxuriante semblait y défier toute atteinte morbide.

En consultant en effet, les archives du pays, on n'y trouve pas traces d'épidémie, il faut arriver jusqu'en 1832 pour entendre prononcer ce mot. Et encore, il ne s'applique pas à Chantilly, mais aux villages voisins, dont les populations sont décimées par le choléra. Les malades indigents sont transportés à l'hôpital de Chantilly, mais dans la ville même, on n'en constate aucun cas. La même observation peut être faite pour l'année 1849. Il est certain que depuis lors cette commune a dû payer pourtant son tribut à quelque maladie infectieuse, mais en ce qui concerne la fièvre typhoïde, on ne l'y voit guère à l'état épidémique que depuis 1885. A cette époque, en effet, la terrible maladie sévit sur plusieurs points de la ville et nécessite l'intervention des hygiénistes. Les uns, peu nombreux, incriminent les émanations produites par le curage des fossés du château; les autres, considérant que la maladie a frappé plutôt les personnes buvant de l'eau de la ville que de l'eau des puits, accusent le canal Saint-Jean, réceptacle de tous les détritus et des égouts, d'être en communication avec le puits artésien. C'est alors que Durand-Claye fait un essai d'irrigation, écoulant dans une prairie les eaux d'égouts pour la fertiliser et ensuite assainir le susdit canal Saint-Jean. Nous verrons plus loin ce qu'il faut penser de cette tentative; auparavant, qu'il me soit permis de dire quelques mots de la population de Chantilly et de son *modus vivendi*. J'étudierai ensuite l'épidémie de 1892, en rechercherai les causes, puis ferai l'exposé des remèdes qu'on a cherchés pour l'enrayer.

La population de Chantilly, qui est actuellement de 4,000 habitants, peut être divisée en deux parties : la première, française, 2,800 âmes; la seconde, anglaise, 1,200, et toutes deux n'ont ni les mêmes mœurs, ni la même façon de vivre.

Les Français, bourgeois, négociants, ouvriers, ont les habitudes de la contrée. Les uns coulent des jours heureux dans l'aisance, usant d'une nourriture saine. Les autres, assez sobres, mènent une existence régulière dans des habitations propres et bien tenues.

Les Anglais jouissent, eux aussi, d'un confort remarquable, du moins lorsqu'ils occupent le sommet de leur échelle sociale, ici, c'est-à-dire lorsqu'ils sont entraîneurs; mais, au-dessous d'eux, il y a les jockeys, les palefreniers et tout le monde des grooms, grouillant autour des boxes des chevaux de courses.

Ce n'est pas dans ce milieu qu'il faut chercher l'observation des règles de l'hygiène dont la race anglaise est si fière. A côté du *hall* luxueux et de la vaste salle à manger du patron, il y a le logement mal tenu du jockey et le grabat du garçon d'écurie. Chez le premier, la nourriture, saine et abondante, est arrosée modérément de boissons naturelles; chez les deux autres, celles-ci sont remplacées par le pale-ale, le gin, le wisky, plus ou moins falsifiés; d'un côté l'ébriété fréquente, de l'autre l'alcoolisme. On comprend facilement que dans un tel milieu la maladie ait beau jeu. Du reste, la santé de l'homme n'est pas ici l'unique préoccupation; celle des animaux a une large place, puisque le cheval de course est, avec le château princier, une des gloires de Chantilly. Aussi, en parcourant les différentes écuries de courses, on n'est pas surpris d'y rencontrer un luxe extraordinaire, qui fait parfois un singulier contraste avec la malpropreté des fumiers qui les avoisinent. Quand le moment sera venu, nous dirons quelques mots de la santé des animaux, qui tiennent une si grande place dans la vie à Chantilly; mais avant, occupons-nous de la fièvre typhoïde dans l'espèce humaine.

L'épidémie de 1892, qui a fait certainement plus de 19 victimes, comme l'indique ma statistique annuelle, a débuté en octobre et novembre 1891. La maladie, après avoir commencé à frapper la classe pauvre, habitant un des bas quartiers de la ville, s'est propagée petit à petit sur tous les points sans qu'il ait été constaté de transmission de personne à personne, et dans le courant de 1892 elle avait atteint indistinctement toutes les classes de la société. Il a été constaté que l'affection avait sévi avec moins de gravité qu'en 1885, mais il y a eu beaucoup plus de malades. Le nombre, d'après les renseignements qui m'ont été fournis, peut en être évalué à 300, et se répartit plutôt dans la population française que dans la colonie anglaise, contrairement à ce qui s'était passé en 1885. Quant à la forme de la maladie elle paraît avoir été, elle aussi, différente. Lors de la première épidémie, l'ataxie semblait dominer ; en 1892, on trouve indistinctement tous les genres, mais on remarque que les étrangers, les gens non acclimatés, sont surtout contaminés les premiers.

En présence de cette situation pathologique, je me suis demandé si les chevaux n'avaient pas eu, eux aussi, à souffrir, et j'ai consulté à ce sujet un des hommes les plus compétents, M. le médecin-vétérinaire Paul Cagny. Je transcris ici textuellement, en le remerciant, la note intéressante qu'il a bien voulu me remettre en m'autorisant à la publier :

« On désigne en vétérinaire sous le nom d'affections typhoïdes, un groupe de maladies microbiennes ayant de

commun avec la fièvre typhoïde de l'homme un symptôme
très remarqué : la stupeur accompagnant une fièvre intense.
Ces maladies sont très fréquentes dans les écuries de courses
de Chantilly, et depuis vingt ans je puis dire qu'il ne se
passe pas une année sans qu'on ne les constate dans une ou
plusieurs écuries. C'est là un fait bien connu. En général,
on attribue la cause de ces maladies à la consommation de
fourrages contaminés; mais à l'occasion des épizooties obser-
vées ailleurs qu'à Chantilly, j'ai montré que l'on pouvait
dans certains cas accuser les eaux contaminées. Or, à Chantilly, dans presque toutes les écuries de courses, on con-
somme les eaux du réservoir; il y a là une coïncidence.
Deux fois, j'ai occasion de constater des affections typhoïdes
dans des établissements ne faisant pas usage des eaux de la
ville. Les deux fois on a visité les puits situés dans ces
maisons et on les a trouvés souillés de débris animaux,
cadavres de chiens, de chats, etc., etc. »

Comme on le voit, mes prévisions étaient bien justifiées ;
aussi crois-je être utile à l'hygiène vétérinaire autant qu'à
l'hygiène médicale en jetant un coup d'œil sur la question
des eaux dans la ville, qui fait le sujet de cette étude.

Chantilly, *champ du tilleul,* ou plutôt, pour la circons-
tance présente, *Cantiliacum,* en latin, mot dérivant du
celtique, *cent,* quantité, abondance, et *liex,* eau, fontaines :
cent fontaines. Comme on le voit, le nom même de la ville
montre qu'on n'y doit jamais mourir, de soif (tout au moins).
Plus tard même, c'est Bossuet qui nous le dit : « Le grand
Condé, aussi beau dans l'action que dans le repos, s'entre-
tient avec ses amis dans les superbes allées du château, au
bruit de ces eaux jaillissantes qui ne se taisaient ni jour ni
nuit. »

Et en effet, comme nous allons le voir, la quantité d'eau
n'a jamais manqué; la qualité seule en a été modifiée par les
besoins de la civilisation moderne.

J'ai dit au début de cette trop courte étude la situation qu'occupait Chantilly au point de vue de la Thève et de la Nonette, sur un des versants de laquelle il est bâti. C'est à la partie inférieure de ce versant que les maisons des bas quartiers reposent sur l'argile plastique, point de déversement et d'arrêt de toutes les eaux du plateau supérieur. Celles-ci, descendant des forêts, viennent former les sources de Senlis à Toutevoie, sur la rive gauche de la Nonette. Après avoir traversé les couches de calcaire et de sable, elles s'étalent sur la couche d'argile plastique, puis s'écoulent vers la rivière, où elles viennent sourdre ; elles y sont captées pour l'alimentation. C'est une de ces sources qui a été utilisée par les princes de Condé pour le jeu des grandes cascades, et c'est aussi l'une d'elles qui, depuis la Révolution, a fourni l'eau nécessaire à la consommation. Mais, depuis cette époque, avec l'augmentation de la population, les besoins ont grandi, la source primitive est devenue insuffisante, et à côté d'elle on a dû creuser un puits artésien qui donne une eau moins bonne et plus calcaire. Celle-ci, unie à celle de la source première, est élevée au moyen de pompes jusque sur le champ de courses où elle est recueillie dans un réservoir. Celui-ci, de capacité très grande, à ciel ouvert, entouré d'une simple barrière pour éviter les accidents, répand son eau dans toute la ville au moyen de canalisations spéciales. Telle est, depuis de longues années, la situation faite à la population de Chantilly, frappée depuis quelque temps seulement par la fièvre typhoïde ; étudions maintenant quelles peuvent être les causes qui ont pu donner naissance à cette terrible épidémie.

Parmi les premières, on a invoqué l'augmentation de la population, sa façon moins primitive et moins sobre de vivre, les émanations produites par les fumiers infects sur lesquels des Anglais élèvent des porcs ; mais, en somme, ce ne sont là que des causes prédisposantes. Depuis longtemps on avait accusé l'eau d'alimentation, l'eau de la ville, eh bien, on avait eu raison. La femme d'un gendarme étant venue à mourir, le 2ᵉ Corps d'armée fit prélever de l'eau, et l'analyse bactériologique montra que cette eau contenait le bacille typhique. La chose étant certaine, il me reste à montrer de quelle façon sa contamination peut s'établir.

J'ai dit précédemment que la nappe formée par toutes les infiltrations émanant du plateau supérieur arrivait sur l'argile plastique, point de réunion des sources ; or, parmi ces infiltrations, s'il en est qui sont formées par des eaux limpides, il en est d'autres qui proviennent soit des puits privés, soit des puisards. Ceux-ci, en effet, dans les bas quartiers, reposent sur la masse calcaire filtrante, ils peuvent donc souiller très facilement l'eau recueillie plus bas sur l'argile plastique.

En ce qui concerne l'eau du canal Saint-Jean, qui fournit la force motrice, il est certain, vu, non seulement la perméabilité des parois du puits artésien, mais encore sa promiscuité, il est certain, dis-je, qu'elle se mélange à l'eau de la source ; celle-ci est donc souillée à son origine même. Car, il ne faut pas s'abuser, si Durand-Claye a pu avoir une bonne idée en irriguant la prairie, il a compté sans la routine et les intérêts privés. La prairie qui doit être inondée, située en contre-bas de la rivière, est très humide par elle-même et parfois impraticable tellement son sol est fangeux. Il arrive donc ceci : c'est que le locataire, qui ne veut pas s'inonder, n'ouvre pas les vannes d'irrigation, et le tout à l'égout, au lieu de servir aux besoins de la culture, contamine directement le canal Saint-Jean. Voilà comme quoi le commencement d'assainissement, genre parisien, préconisé par Durand-Claye, se trouve, dans de telles conditions, plus nuisible qu'utile.

En ce qui concerne le réservoir où sont élevées les eaux, il n'est pas nécessaire d'être un hygiéniste de premier ordre pour en constater l'insalubrité. Situé sur la pelouse, au ras du sol, il reçoit toutes les poussières animales et végétales que les vents peuvent y amener. En tout temps, la surface de l'eau qu'il renferme est recouverte de feuilles d'arbres, de brindilles de bois, de fétus de paille, de morceaux de papier. Comme on le voit, toutes les suppositions peuvent être faites, tous les microbes ont leur entrée libre. Quand on songe à la population parisienne qui vient grouiller là les jours de courses, aux campements des boockmakers malpropres qui s'y installent la nuit et le jour, on comprend que les habitants de Chantilly boivent une eau infecte et soient malades. Heureusement, pendant la dernière épidémie, en dehors de la classe absolument pauvre, chacun a mis à profit le voisinage des sources de la Chaussée, de Gouvieux, et a bu de l'excellente eau de table ferrugineuse qui se débite dans le monde entier sous le nom d'*Eau de Chantilly*. D'après les renseignements que j'ai recueillis, 300,000 bouteilles auraient été consommées, ce qui fait à peu près, pendant un peu plus d'une année, une moyenne de 70 bouteilles par habitant. Il est certain que l'usage de cette eau a dû, dans certaines familles, enrayer l'éclosion de la maladie. Malheureusement, tout le monde n'a pas le moyen de s'offrir journellement une eau de table quel que soit son bon marché, aussi la Municipalité de Chantilly a-t-elle songé à doter la ville d'une eau vraiment potable. Malgré une bonne volonté générale, l'activité et le dévouement de mon collègue Lefebvre de la Fargue, principal inspirateur du projet, celui-ci a mis longtemps à voir le jour. Aujourd'hui, son exécution, confiée à un ingénieur habile, ne tardera pas à rendre à Chantilly sa santé d'antan.

L'eau qui doit remplacer celle qui, depuis dix ans bientôt, cause tant de mal, sera prise à six kilomètres de Chantilly, sur le territoire de la commune de Lamorlaye. C'est en pleine craie qu'elle sera puisée et élevée ensuite au moyen d'un puits artésien étanche dans les couches supérieures (16 mètres) jusqu'à un réservoir voûté et enterré, situé en haut d'une côte. C'est de là qu'elle s'écoulera, avec une pression de 40 mètres, dans de nombreuses conduites, pour être distribuée aux particuliers au prix le plus bas possible. D'après les analyses qui en ont été faites, elle est d'une pureté irréprochable. A peine pourrait-on lui reprocher de contenir un peu de sulfate de chaux, mais depuis des siècles la dose en est plus élevée dans bien des pays, jamais on n'y a trouvé de grands inconvénients ; espérons qu'il en sera de même dans notre région.

Telle est, en résumé, la mesure radicale qu'ont prise les autorités de Chantilly pour enrayer non seulement la maladie actuelle, mais les autres, car il faut dire que la malheureuse ville, après avoir reçu la visite de la fièvre typhoïde, a été visitée concurremment par la diphtérie et le choléra. En toutes circonstances, elle s'est trouvée armée pour se défendre, grâce à une Administration locale vraiment soucieuse de la santé publique. Du reste, la chose est de tradition dans la commune, et je ne veux pas terminer ce chapitre sans dire quelques mots des moyens qu'on y possède de soigner les maladies, d'atténuer la misère qui les engendre et de lutter contre les microbes, ces facteurs modernes des épidémies.

L'Hospice Condé, situé à l'extrémité ouest de Chantilly, hospice qui donne asile à 80 vieillards des deux sexes, a été considérablement amélioré par le duc d'Aumale qui, depuis quelques années, y a ajouté une crèche, une école gratuite de jeunes filles et un ouvroir, sert actuellement d'hôpital. On y reçoit les blessés, les malades, sauf les contagieux ; toutefois les typhiques y sont admis. Malgré cet accès relativement facile, depuis quelques années déjà, le besoin d'avoir un hôpital non privé s'est fait sentir, et je crois pouvoir affirmer qu'en ce moment la ville de Chantilly est en instance pour être autorisée à fonder un hôpital d'isolement.

A côté de l'hospice Condé dont les bienfaits ne sont plus à énumérer, fonctionne un bureau de bienfaisance qui peut, grâce à son excellente gestion, au dévouement sans bornes des médecins et à ses ressources, rendre en tout temps les services les plus étendus.

Non loin des établissements hospitaliers, sur les bords de la Nonette, existe encore une autre maison de secours, *l'Asile de nuit.* Jadis, comme dans bien des communes,

Chantilly couchait ses voyageurs pauvres, ses passants vaga-
bonds dans une vulgaire grange ouverte à tous les vents ;
aujourd'hui il a son hôtel pour les déshérités de la fortune.
Ce modeste asile de la rue de la Canardière, où l'on est reçu
en prouvant son identité, et où l'on vous donne un bon de
pain pour votre souper, se compose de trois pièces : la première, le *hall* commun, est pourvue d'un chauffoir où des
fagots sont brûlés les jours de froid et d'humidité : la seconde,
un dortoir de 12 lits munis de matelas en varech et couver-
tures pour les hommes ; la troisième, une salle avec 6 lits
identiques pour les femmes. Réorganisée en 1889 et assai-
nie en tout temps par les soins de l'excellent collègue dont
j'ai cité précédemment le nom, cette maison hospitalière
recevait chaque année de 2,600 à 3,000 passagers.

Voilà ce qui se passe pour l'hospitalisation ; voyons, maintenant, ce qui est fait dans l'intérêt de la désinfection en cas
d'épidémie.

Certaines villes tiennent à laisser aux grands centres l'ini-
tiative des bonnes mesures, ou à attendre des ordres administratifs pour marcher sur leurs traces. Chantilly n'a pas
besoin de stimulants à l'approche du danger, ceux qui, avec
un désintéressement qui n'a d'égale que leur expérience,
pensent qu'il faut faire quelques sacrifices pour la santé
publique, proposent des mesures préventives, et ont la
chance d'être écoutés. C'est grâce à ce bon esprit qu'à
l'heure actuelle, la cité sportive est pourvue d'un véritable
service sanitaire. Une équipe de désinfection, pourvue d'un
matériel suffisant, pulvérisateur Geneste-Hercher, bouilleur,
solution de sublimé, sulfate de cuivre, gratuit pour tous, est
toujours prête à marcher et a déjà fait ses preuves. C'est
grâce à elle certainement et à son intelligente direction que
les diverses maladies se sont moins propagées et ont fait par
suite moins de ravages. J'ose espérer qu'une aussi bonne
organisation sanitaire aura des résultats sérieux dans l'avenir,
et que je n'aurai plus une autre année à parler si longuement
de l'état sanitaire de la plus charmante des petites villes de
France.

CHAPITRE II

Les Fiévres éruptives. — La Coqueluche et la Diphtérie

Chaque année, le chapitre consacré à ces affections se trouve assez bien rempli ; cette fois encore il en sera de même, mais c'est la rougeole qui en fera les principaux frais.

Variole. — Si nous jetons un coup d'œil sur la maladie qui la première figure dans notre tableau, la variole, nous constatons qu'elle n'a produit, en 1892 comme en 1891, aucun décès. Ce résultat heureux est dû certainement aux vaccinations et revaccinations qui sont annuellement prescrites par l'Administration. C'est ainsi que, comme médecin inspecteur des écoles, j'ai eu l'occasion de revacciner.dans les établissements municipaux les enfants de 9 à 13 ans. Je n'ai pas reçu un aussi bon accueil que par le passé, mais cela tient à ce que la panique n'existant plus, les parents se sont montrés récalcitrants et ont refusé d'envoyer leurs enfants en classe le jour où se faisaient les inoculations préventives. Voici, du reste, les résultats que j'ai obtenus en juin 1892 :

NOM DES ÉTABLISSEMENTS	ENFANTS vaccinés	RÉUSSITES
Ecole communale des garçons .... (Rue Saint-Peravi.)	78	39
Ecole communale des filles .... (Rue de Beauvais.)	78	52
Ecole communale des filles .... (Rue de Meaux.)	47	27
3 écoles.	203	118

Ces résultats ne sont certainement pas mauvais, mais j'ai été pciné de trouver tant de résistance de la part des familles et de ne pouvoir vacciner que la moitié des enfants inscrits pour cette opération dans les classes soumises à mon inspection.

Rougeole. — Si des inoculations préventives eussent été efficaces contre la rougeole, il est fort probable que l'enthousiasme eût été plus grand, car cette fièvre éruptive, si souvent bénigne et considérée à tort, il est vrai, comme quantité négligeable, a fait une promenable terrible dans notre arrondissement. Partout où clle a sévi épidémiquement, partout la mortalité a été notable, et les cantons de Creil et de Senlis ont été surtout éprouvés. J'ai pu suivre ici même la marche de la maladie et si je m'en rapporte à mes observations journalières et à celles de rnes confrères, je puis affirmer que la mortalité chez les enfants pendant le dernier trimestre de 1892 a été certainement plus que doublée par la rougeole. Il est vrai que les certificats de décès ne font pas tous mention de cette maladie, mais ils contiennent pour la plupart le diagnostic : broncho-pneumonie ou pneumonie, car il est certain que ces affections ont été en grande partie engendrées, ou par l'influcnza pendant le premier trimestre ou par la rougeole pendant le quatrième. Ceci fait que dans le total des affections bronchiques on peut faire une déduction qui atténue singulièrement les ravages attribués à l'influenza. Mais, passons ; nous aurons encore l'occasion de dire quelques mots à ce propos dans le cours de ce travail ; revenons à notre épidémie de rougeole.

Celle-ci a débuté à Senlis vers la fin de juillet 1892. C'était alors au moment des vacances, la chose n'a pas été connuc, les enfants ont tous successivement quitté les bancs de l'école et la rougeole avec eux a pris des vacances. Malheureusement, quand est venue la rentrée, la maladie a fait une réapparition et cette fois s'est répandue partout. Les écoles maternelles les premières ont été atteintes et, en particulier, les filles. Si bien qu'au mois de décembre, quand les salles d'asile étaient toutes, et dans une forte proportion, contaminées, les écoles d'enfants plus âgés et notamment celles des garçons étaient à peu près indemnes. Malgré cela, l'Administration n'a pas hésité à fermer successivement les écoles communales, et elle a bien fait. Dans la première quinzaine de janvier 1893, la maladie s'était atténuée et l'état sanitaire permettait la réouverture de tous les établissements communaux, à l'exception de l'école des garçons maintenue en exercice sur une demande spéciale. On trouvera en note, dans le bas de cette page (1), une lettre dans laquelle j'indiquais à l'Administration toutes les précautions à prendre pour la réouverture, précautions qui ont été prises du reste.

---

(1)   Senlis, le 17 janvier 1893.
          Monsieur le Maire,
    Conformément à votre lettre de ce jour, j'ai l'honneur de vous informer que l'épidémie de rougeole qui sévissait sur les jeunes enfants principalement, est actuellement en pleine décroissance. C'est à peine si, depuis quelques jours, on a compté trois ou quatre cas de maladie ; aussi, suis-je d'avis qu'il y a lieu de procéder à la réouverture des écoles maternelles. Pour que la rentrée se fasse toutefois sans inconvénient, je crois qu'il est bon :
    1° Que les salles de classes et les préaux fermés aient été préalablement désinfectés avec beaucoup de soin ;
    2° Que les directrices exigent de la part des parents pour leurs enfants, la plus grande propreté, avant la rentrée en classe, c'est-à-dire un bain savonneux ou des lavages antiseptiques sur tout le corps ;
    3° Que les Directrices ne reçoivent que les enfants parfaitement guéris, c'est-à-dire au 25° jour au moins de leur affection, en comptant du jour de l'éruption ;
    4° Que la rentrée des enfants cohabitant avec des frères et sœurs encore malades soit ajournée jusqu'à la guérison des derniers atteints ;
    5° Que les salles de classes soient bien chauffées et tenues avec une propreté irréprochable ;
    6° Que les directrices surveillent avec attention l'état des yeux et le caractère de la toux de certains enfants convalescents de rougeole, et qu'en cas d'inquiétude de leur part elles veuillent bien en référer au médecin-inspecteur ou au médecin de la famille de l'enfant par l'intermédiaire des parents.
    Telles sont les principales précautions qui me paraissent nécessaires, et dont je surveillerai moi-même l'exécution.
    Je vous prie, Monsieur le Maire, de vouloir bien, de votre côté, inviter Mesdames les Directrices à les prendre scrupuleusement.
    En terminant, permettez-moi, Monsieur le Maire, d'appeler votre attention sur la situation qui est faite par ce temps rigoureux aux petits enfants indigents fréquentant les écoles. Ne serait-il pas possible, au moyen de bons pris au Fourneau économique, de leur éviter la sortie de midi qui peut leur être d'autant plus nuisible

Le tableau ci-dessous donnera une idée de l'importance de l'épidémie en question :

NOM DES ÉTABLISSEMENTS	NOMBRE D'ÉLÈVES	Nombre d'enfants atteints en 1892 par les maladies ci-dessous indiquées:				
		Va-riole.	Rou-geole.	Scar-latine.	Coque-luche.	Croup.
Ecole communale des garçons.......... (Rue Saint-Peravi.)	169	»	80	»	»	»
Ecole libre des Frères. (Rue de Villevert.)	160	»	27	1	3	»
Collège Saint-Vincent (Internat & ext¹ limité.)	232	»	7	»	»	»
Ecole communale des filles .... (Rue de Meaux.)	127	»	4	»	»	»
Ecole communale des filles .... (Rue de Beauvais.)	165	»	12	»	4	»
Ecole maternelle.... (Rue de Beauvals.)	197	»	168	»	4	»
Ecole maternelle .... (Rue de Meaux.)	132	»	33	»	»	1
Crèche municipale...	15	»	5	»	2	2
Orphelinat..........	82	»	16	7	»	»
Pension de filles (1) .. (Saint-Joseph.)	60	»	»	3	»	»
Total..........	1.339	»	352	11	13	3

qu'ils relèvent de maladie. Je compte sur toute la sollicitude de l'Administration pour examiner cette question et la résoudre dans un sens favorable au bien-être et à la santé des enfants.

Veuillez agréer, Monsieur le Maire, l'assurance de ma considération très distinguée. Dr PAUTHIER.

(1) Dans ce nombre, n'ont pas été comptées les élèves externes.

Je dois dire pourtant que je ne voudrais pas me porter garant de l'exactitude de certains chiffres, car, comme ce sont les directeurs des diverses écoles qui les ont donnés eux-mêmes, et en ce qui concerne les internats surtout, ils ont tout intérêt à ne signaler jamais de malades. Cette remarque ne s'applique pas au collège libre Saint-Vincent, dont j'ai pu moi-même constater l'excellent état sanitaire. Celui-ci tient à la situation privilégiée de la maison, à sa bonne tenue, et à la mise en pratique de toutes les règles de l'hygiène. C'est à ces causes réunies que le faible chiffre de 7 rubéoleux est certainement dû; encore ces malades étaient-ils des externes qui avaient contracté l'affection en dehors de la maison.

Le chiffre de 355 cas sur 1,339 individus est, j'en ai l'intime conviction, inférieur à la réalité et ne donne qu'une faible idée de l'intensité avec laquelle a sévi la maladie. Je me souviens d'avoir vu la population enfantine de maisons entières frappée par le mal, et être décimée par ses complications. Car il ne faut se faire aucune illusion, les broncho-pneumonies infectieuses ont pullulé et ont fait de nombreuses victimes. Elles n'ont pas été toutefois les seules complications de la rougeole. Celle-ci a laissé à sa suite des conjonctivites rebelles, des coqueluches, et surtout des toux coqueluchoïdes qui durent encore à l'heure actuelle. J'aurai été presque complet lorsque j'aurai fait remarquer que l'épidémie a surtout ravagé les milieux malsains, les immeubles puants situés dans les rues étroites. Je me suis souvent demandé en visitant les malades du bureau de bienfaisance entassés dans des bouges infects, s'il ne serait pas plus humain d'enlever dans des cas pareils les enfants à leur famille, et de les hospitaliser dans des infirmeries temporaires.

Je sais bien que ce sont là des frais à imposer aux communes, mais je crois que les populations auraient tout à y gagner. Les parents, d'abord, pourraient vaquer à leurs travaux habituels sans préjudice pour leurs malades que j'ai vu souvent abandonnés ou livrés aux soins inexpérimentés de gamines, et ensuite les médecins des bureaux de bienfaisance, dont on ne craint jamais d'abuser, trouveraient une garantie pour l'exécution de leurs prescriptions et une diminution notable de leurs courses déjà tant multipliées. L'idée vaut la peine d'être étudiée, je la soumets à qui de droit.

J'ai dit qu'après la rougeole on avait observé des affections oculaires, de la coqueluche; je dois ajouter qu'on a signalé aussi quelques cas de diphtérie, de croup, mais je m'empresse d'enregistrer que ces cas ont été isolés et que nous n'avons eu à compter que de rares décès.

CHAPITRE III

L'Influenza et les affections cardio-pulmonaires.

Lorsque, en 1890, je m'occupai pour la première fois, comme tous mes confrères du reste, de la maladie exotique qui a été baptisée du nom d'*influenza*, je ne pensais pas avoir de sitôt à signaler son apparition, et j'étais loin de croire qu'elle allait pour ainsi dire prendre racine chez nous. En 1891, en effet, on en a signalé quelques restes, mais en 1892 la maladie revient de plus belle, et recommence ses ravages. Je dois dire de suite que ceux-ci ont été inférieurs à ceux occasionnés deux ans avant, mais il faut néanmoins en tenir compte. Nous verrons plus loin, par des chiffres, que je suis dans le vrai en pensant ainsi.

Comme dans mes travaux antérieurs, je ne ferai pas œuvre de pathologiste en décrivant une affection que tous les praticiens connaissent maintenant, mais pourtant je me permettrai de faire quelques réflexions inspirées par ma pratique journalière. D'un avis unanime, les médecins ont admis que l'influenza donnait une impulsion morbide fâcheuse au système cardio-pulmonaire, mais il est un point sur lequel ils n'ont point assez insisté : son action sur la matrice. Au début de l'influenza, on a parlé de douleurs généralisées, et les douleurs de reins dont se plaignaient certains malades ont été classées dans la catégorie des autres; à mon sens, on n'a pas suffisamment analysé les symptômes. J'ai la conviction que la maladie infectieuse en question a une influence directe sur l'utérus. Ce qui m'engage à penser ainsi, c'est que j'ai eu plusieurs fois l'occasion de constater des fausses couches de 2, 3 et 4 mois chez des femmes influenzées, gardant le repos le plus absolu, et n'ayant aucune raison pour être sujettes à ce genre d'accidents. Cette année encore (1893), puisque le fléau nous atteint, j'ai constaté la même influence morbide sur la matrice. Plusieurs femmes que j'ai soignées ont eu leurs époques au début de la maladie, et ces époques durent depuis quinze jours et même trois semaines, malgré le repos. Je pense, d'après cela, qu'il n'est guère possible de nier une excitation spéciale du côté utérin, excitation produisant avec une phlogose exagérée de l'organe un flux sanguin anormal. Je signale cette particularité aux gens spéciaux, et je m'empresse de revenir au véritable but de mon travail, examiner quelles ont été les pertes causées par la maladie. Comme elle s'attaque d'une façon toute spéciale aux organes de la respiration et de la circulation, j'ai cru bon d'examiner les décès produits pendant les quatre dernières années 89-90-91-92, encadrant de la sorte une épidémie dans deux années médiocres. Voici les résultats que j'ai obtenus :

Décès produits par bronchite aiguë, bronchite chronique, catarrhe pulmonaire, broncho-pneumonie, pneumonie, pleurésie, phtisie et tuberculoses, influenza proprement dite :

En l'année 1889   539
            1890   708

En l'année 1891   518

          1892   682 (dont 62 cas d'influenza signa-

                                  lés dans les certificats).

Décès produits par affections cardiaques :

En l'année 1889   170

          1890   172

          1891   194

          1892   200

En réunissant les deux chiffres nous avons :

Pour 1889   709

       1890   980

       1891   712

       1892   882

Comme on peut le constater à l'inspection de ces chiffres, l'année 1890 a été beaucoup plus meurtrière que l'année 1892, puisque nous avons 98 morts en plus. Je dois ajouter aussi que pendant l'année qui vient de s'écouler, la rougeole, comme je l'ai dit dans le chapitre précédent, a engendré un certain nombre de broncho-pneumonies ; par conséquent les mauvais effets de l'influenza en 1892 se trouvent par ce fait même encore atténués.

Je ne terminerai pas ce chapitre sans ajouter que, malgré les différentes formes qu'on a voulu attribuer à l'influenza, c'est toujours la forme bronchique qui prédomine. En 1890, c'était bien celle qui était reconnue ; en 1892, on a voulu créer une forme gastro-intestinale ; cette année 1893, on reconnaît une prédominance de phénomènes pharingés et laryngés ; en résumé, il n'en est pas moins certain que les broncho-pneumonies, comme en 1890 et 1892, pullulent, et que si on constate moins de décès, c'est à une température presque saharienne qu'on le doit. En somme, l'influenza s'acclimate, ce n'est pas en pathologie une quantité négligeable, le devoir des hygiénistes est donc de veiller à nous en préserver avec une ardeur égale à celle qu'ils déploient contre les autres affections épidémiques.

CHAPITRE IV

La Diarrhée cholériforme en 1892

Si je n'emploie pas comme en-tête de ce chapitre, le plus important de mon travail annuel, les expressions choléra infantile, cholérine, choléra, c'est avec une intention bien voulue. En effet, aussitôt qu'il a été question de l'épidémie qui a fait à l'année 1892 une si funèbre réputation, les pouvoirs publics se sont empressés, dans un but louable évidemment, de calmer les craintes des populations en débaptisant le choléra. Les instructions fournies par le Conseil d'hygiène et de salubrité de la Seine ont vu disparaître de leur tableau le nom effrayant, lequel a été remplacé par celui de *diarrhée cholériforme*. Si cette modification a pu atténuer la panique, j'en suis fort aise ; mais pour les praticiens ce trompe-l'œil n'a pas eu grand effet, ils n'en ont pas moins considéré l'épidémie comme dangereuse et devant être combattue avec énergie. C'est grâce à cette conviction, grâce aux mesures prises que le fléau a pu être atténué. Celui-ci du reste a passé, j'en suis sûr, inaperçu pour bien des gens, car les cas ont été disséminés au début du moins et, j'avoue que, en ce qui me concerne, j'aurais pu émettre des doutes sur la propagation de l'épidémie et sur son importance, si je ne m'étais d'abord trouvé dans un milieu contaminé, si je n'avais pas été envoyé ensuite par l'Administration sur divers points atteints, et, enfin, si je n'avais pas, documents en main, fait un rapport sur l'état sanitaire de l'arrondissement de Senlis au point de vue de la diarrhée cholériforme pendant le troisième trimestre de 1892. Ce rapport, que je publie plus loin, contient une erreur que je rectifie de suite. J'y émets en effet cette idée que, pendant l'année qui nous occupe, les enfants n'ont pas été plus atteints que d'habitude, eh bien ! ma statistique générale m'a prouvé le contraire. En 1891, j'avais compté sous la rubrique : gastro-entérite, athrepsie, diarrhée cholériforme infantile, 208 décès ; en 1892, j'ai pris la peine de mettre d'un côté la gastro-entérite, l'athrepsie, et de l'autre la diarrhée cholériforme infantile, et j'ai obtenu l'observation suivante. En 1892, il est mort 279 enfants par gastro-entérite, et 77 par diarrhée cholériforme ; ce qui fait, sur la masse totale, une augmentation de 148 décès. Quant au reste du rapport, rédigé d'après les documents administratifs qui m'ont été confiés, il ne me paraît pas contenir d'inexactitudes, mais il y a des lacunes à y combler, lacunes provenant des certificats de décès non encore remis à la Sous-Préfecture au 12 octobre, date à laquelle je l'ai adressé à l'Administration. Je dois ajouter aussi que dans la statistique que j'ai faite des décès par diarrhée cholériforme pendant le troisième trimestre, statistique qui est depuis huit mois au Ministère et à l'Académie de Médecine, j'ai donné les noms des défunts. Aujourd'hui, pour ne pas m'attirer un reproche d'indiscrétion professionnelle, je les passerai en partie sous silence, les tenant toutefois à la disposition des confrères incrédules.

De la Diarrhée cholériforme dans l'arrondissement de Senlis, pendant le 3ᵉ trimestre de l'année 1892.

Rapport adressé à M. le Sous-Préfet de Senlis le 12 octobre 1892 :

« Monsieur le Sous-Préfet,
« Selon votre désir et d'après les documents que vous m'avez communiqués, j'ai l'honneur de vous adresser un

rapport succinct sur la diarrhée cholériforme, pendant le 3ᵉ trimestre de cette année, dans l'arrondissement de Senlis.

« Cette affection qui, depuis quelques mois, a sévi un peu sur tous les points de la France, ne me paraît pas avoir plus spécialement atteint notre région, en ce qui concerne les enfants (1), mais le nombre des décès chez les adultes a été incomparablement supérieur à celui que nous avions constaté les années précédentes. Si je me reporte, en effet, à la statistique que je fais annuellement, je dois remonter à l'année 1890 pour un seul cas de choléra nostras ; en 1891, il n'y en a pas.

« Pour la mortalité chez les enfants, il est assez difficile d'établir un terme de comparaison, car, chaque année, on confond généralement dans le même groupe la gastro-entérite, l'athrepsie et le choléra infantile, affections qui nous ont donné pendant le trimestre correspondant en 1891, 97 décès et pendant l'année entière 208. Comme on peut le voir, ce chiffre est assez élevé et il est chaque année à peu de chose près le même, ce qui prouve que le choléra infantile n'a pas jusqu'à ce jour, en 1892, été plus pernicieux qu'auparavant. Du reste, M. le Médecin des épidémies du canton de Creil, dans le rapport qu'il vous adresse au sujet d'une prétendue épidémie à Cramoisy, constate que les décès sont dus à la gastro-entérite cholériforme provenant de l'usage des biberons à tubes, et aux chaleurs de l'été. Tel est aussi mon avis. Depuis trois mois, je dirai même quatre, puisque à Creil, en juin, il y a des décès d'enfants par cholérine, l'affection règne dans notre contrée, mais on y est depuis longtemps habitué et on s'en inquiète peu. Afin de ne pas jeter l'alarme en donnant de gros chiffres et aussi afin d'être d'une exactitude aussi parfaite que possible, j'éliminerai absolument de la statistique que je joins à mon rap-

_____

(1) Ma statistique générale, faite en fin d'année, m'a prouvé que les enfants n'auraient pas échappé à l'épidémie.

port les cas dits : gastro-entérite aiguë, entérite aiguë, diarrhée infantile, pour ne retenir que ceux absolument dési-
gnés par les médecins dans les certificats de décès, sous le
nom de choléra infantile. Or, en vous reportant au tableau
qui résume ma statistique par commune, vous remarquerez
que pendant le 3º trimestre il est mort 58 enfants. De ces 58
décès, tous n'ont pas été produits par la diarrhée estivale
cholériforme annuelle, et n'ont pas spécialement frappé des
enfants en bas âge ; il en est plusieurs qui sont certainement
le résultat du vrai choléra. En effet, la seule inspection de
ce qui passe à Marolles m'en paraît une preuve. Dans cette
malheureuse commune, ce sont des enfants de 2, 8 et 12
ans qui succombent, et deux, les deux frères Rane sous le
même toit. A Creil, nous remarquons aussi les jeunes Haub
et Tellier, qui meurent l'un à 8 ans, l'autre à 11 ans, et à
Chantilly l'enfant Paquet, âgé de 2 ans, qui est enlevé le
6 octobre dernier. En ce qui concerne les autres cas attei-
gnant les enfants de quelques jours à un an, à l'exception de
quelques-uns, je crois qu'ils relèvent de la diarrhée estivale
cholériforme que l'on constate chaque année.

Il n'en est pas de même pour les adultes. Depuis le mois
de juillet, je constate dans ma clientèle pauvre de nombreux
cas de diarrhée cholériforme, puis bientôt le mal quitte le
taudis pour gagner la maison bourgeoise, et il ne fait que
prendre un caractère plus malin en augmentant. Je n'avais
eu d'abord affaire qu'à des cas bénins, mais bientôt, je me
trouve en face du véritable choléra nostras avec tout l'en-
semble de ses symptômes les plus évidents ; et ce n'est pas
dans des logements insalubres dont je demande de suite la
désinfection (rue Vieille-de-Paris, place Saint-Martin, rue
de la Montagne-Saint-Aignan, à Senlis) mais dans les rues
aérées et dans les demeures en apparence propres. A la prison de Senlis surtout, j'ai l'occasion de constater des cas au
sujet desquels je crois devoir m'étendre un peu.

La *Prison de Senlis* est un établissement qui, depuis longtemps, a été considéré comme insuffisant et insalubre (1), aussi parle-t-on chaque année de sa reconstruction.

En étant le médecin depuis sept ans déjà, et la visitant chaque matin, je puis mieux que personne être juge de son état sanitaire. Or, celui-ci est bon pendant tout le mois de juillet et les trois premières semaines d'août, quand tout à coup, le 23 août, survient un cas de choléra nostras. C'est dans la nuit que je suis prévenu, et j'accours aussitôt.

Le malade que je trouve dans sa cellule et qu'aussitôt je fais transporter à l'infirmerie, me paraît gravement pris. C'est un détenu du nom de Delahaye, âgé de 21 ans, lequel est incarcéré depuis le 8 juin. Presque depuis cette date, il est employé en qualité de *balayeur*, fonctions qui l'exposent à respirer toutes les mauvaises odeurs de la maison, et à ce moment la fosse d'aisances est pleine de matières. Faut-il voir là l'origine du mal, je ne saurais l'affirmer ; quoi qu'il en soit, j'ai la conviction que le malheureux aurait certainement succombé dans la nuit sans les prompts secours apportés. Le matin, à ma visite, je constate deux cas nouveaux : l'un chez le nommé Mallet, homme vigoureux d'habitude que j'ai institué infirmier garde-malade, et l'autre chez le gardien-chef Robquin qui, avec moi, a passé une partie de la nuit à l'infirmerie. L'état de ces deux malades exige des soins pressants, mais ne donne aucune inquiétude. Les jours suivants, 25, 26, les nommés Louineau, âgé de 25 ans, et Pitard, gardien, sont atteints. Le 29, c'est le détenu Rodwick que je fais entrer à l'infirmerie, ainsi qu'un autre du nom de Stelmès, vieux prisonnier de 66 ans, qui n'a eu aucun rapport avec les premiers. Enfin, tous sont assez vite guéris, et depuis le 3 septembre aucun cas ne s'est produit.

Mesures prises. — Quelque temps avant l'apparition du

---

(1) Au moment où ce travail paraît, deux cas de typhus y ont déjà été signalés.

premier cas, j'avais pris quelques mesures prophylactiques autres que celles prescrites par le règlement, et depuis quelques jours déjà j'avais modifié la nourriture des détenus.

Les légumes avaient été remplacés par le riz, et j'exigeais de la part de M. le Gardien-Chef la plus grande propreté dans l'établissement. Plusieurs fois par jour tous les hommes contaminés étant isolés à l'infirmerie, les couloirs étaient lavés à grande eau avec une solution d'acide phénique, et les cabinets, urinoirs, tinettes désinfectés au chlorure de chaux, Tous les vêtements, toute la literie appartenant aux malades ont été passés aux vapeurs sulfureuses. Chaque jour, de concert avec le gardien-chef, j'ai adressé à M. le Directeur de la 5e circonscription, pour être transmis à l'autorité supérieure, un état nominatif des hommes malades et en même temps des renseignements sur les mesures prises. C'est grâce à celles-ci et au concours dévoué du personnel que la maladie s'est éteinte le 3 septembre.

Au moment où sévissait cette véritable petite épidémie que j'avais été heureux de localiser, je constatais en ville, mais dans un autre quartier, des cas assez nombreux aussi.

Allant peu à la campagne dans le rayon de la clientèle des médecins de Senlis, je ne saurais dire ce qui partout s'y est passé, je ne puis donner des renseignements précis que sur ce que j'ai vu moi-même. Ainsi, j'ai constaté avec plaisir que jusqu'à ce jour, malgré une population étrangère industrielle, malpropre et peu sobre, aucun cas de diarrhée cholériforme n'avait été relevé dans le village de Barbery. J'attribue ce résultat aux mesures de propreté et de prophylaxie qui ont été prises au mois de juillet, sur mon conseil, par le maire.

La commune d'Ognon, voisine de celle que je viens de citer, n'a pas été aussi heureuse. Le 6 août, un enfant du nom de Maillot, âgé de 10 mois, y est mort d'une diarrhée cholériforme type, et il y a quelques jours deux femmes ont été assez sérieusement atteintes. Aujourd'hui elles sont heureusement toutes deux guéries. Des mesures de désinfection ont été prises par la municipalité, et, depuis, je n'ai plus constaté aucun cas. Telles sont les observations que j'ai faites dans ma clientèle, et j'ai lieu de croire, si je m'en rapporte au dire de mes confrères, qu'ils en ont faites de semblables.

En consultant le tableau que je mets sous vos yeux, on constate, pendant le 3e trimestre 1892, 12 décès d'adultes.

Depuis, nous avons eu :

Canton de Creil.

1° A Chantilly : Letondu, mort à 50 ans, le 1er octobre ; Paquet, mort à 2 ans, le 6 octobre.

2° A Gouvieux : Blanchard, mort à 46 ans, le 2 octobre ; Mignot, mort à 24 ans, le 5 octobre.

3° A Montataire : X, mort à   ans, le 5 octobre.

Canton de Nanteuil.

4° A Chevreville : X, mort à   ans, le 4 octobre.

Ce qui nous fait un total de 17 cas de morts par diarrhée cholériforme chez les adultes, et 59 cas chez les enfants.

Si, maintenant. nous envisageons la marche de l'affection, nous voyons que, si, chez les enfants, les cas sont également nombreux en juillet, en août et en septembre, il n'en est pas de même pour les adultes. C'est le 11 août, à Gouvieux, et le 20, à Marolles, que l'on relève les deux premiers cas, et depuis, le choléra semble sévir davantage comme l'indiquent les cas signalés il y a quelques jours seulement. Il faut donc ne pas considérer, comme chez les enfants, la chaleur comme la cause occasionnelle, mais bien reconnaître qu'il s'agit ici non pas d'une maladie saisonnière, mais d'une affection ayant un caractère épidémique. Examinons maintenant les différents cas que nous avons relevés en prenant séparément les divers pays contaminés.

Marolles. — L'épidémie semble avoir pris naissance au milieu d'une agglomération d'ouvriers français et étrangers venus pour la construction d'une ligne de chemin de fer. Ces travailleurs vivent d'habitude dans des cantines mal tenues et où les aliments et les boissons sont rarement de premier choix. En présence de décès multiples et de cas nombreux qui ont sévi, et dont un grand nombre ont été heureusement guéris, le maire a pris d'urgence toutes les mesures d'hygiène en son pouvoir.

Chantilly. — Quelques décès et de nombreux cas guéris. M. Roustan, médecin des épidémies du canton de Creil, s'est rendu sur les lieux et a constaté qu'on se trouvait en face du choléra sporadique, et que toutes les mesures de prophylaxie et de désinfection avaient été fort intelligemment prises par l'autorité municipale.

Gouvieux. — Les deux décès survenus à Gouvieux, le 2 et 5 octobre dernier, ont justement alarmé l'autorité supérieure, qui a délégué le docteur Vidal, de Paris, pour venir étudier la maladie sur place. Ce praticien s'est rendu à Gouvieux et, après examen, a pensé, paraît-il, que la contamination pouvait avoir eu lieu par l'eau de la rivière la Nonette. Cela est fort admissible à mon avis. Quant au début de la maladie, je crois qu'il faut le faire remonter au mois de juillet. Si, en effet, je passe en revue tous les certificats de décès depuis le 1ᵉʳ juillet, je trouve cinq cas de mort par entérite aiguë et gastro-entérite, en somme par diarrhée prémonitoire dont le caractère n'est pas défini. En ce qui concerne les cas de choléra, tous m'ont paru certains, excepté un seul, celui de la veuve Duroyon, décédée le 4 octobre 1892. Ce décès a été déclaré par le maire, comme causé par le choléra, et le docteur Chaumel, dans son certificat, l'attribue à l'occlusion intestinale. Je croirais plus volontiers l'homme de l'art, et ainsi j'éliminerais sans hésiter ce décès de mon tableau, ce qui réduirait à 16 le nombre des décès chez les adultes jusqu'à ce jour. Aussitôt l'apparition de la maladie signalée, M. le Sous-Préfet s'est rendu lui-même à Gouvieux et a fait prendre, en sa présence, toutes les mesures de désinfection nécessaires. Depuis, ce service d'hygiène a été continué et son fonctionnement est assuré pour l'avenir.

A Mareuil, Montataire, Chèvreville, Saint-Firmin, Ermenonville, Cramoisy, Varinfroy, Montépilloy, partout enfin les mesures de prophylaxie et de désinfection ont été prises selon les instructions du Conseil d'hygiène de l'arrondissement de Senlis, instructions rédigées d'après celles du Conseil de salubrité de la Seine dans la séance du 4 octobre 1892.

Telle est, à l'heure présente, Monsieur le Sous-Préfet, la situation telle qu'elle ressort des documents que vous avez bien voulu me confier.

Veuillez agréer, etc., etc.

Dʳ H. PAUTHIER.

STATISTIQUE des Décès par diarrhée cholériforme
survenus dans l'arrondissement de Senlis
pendant le 3ᵉ trimestre 1892.

NOM DE LA COMMUNE	SEXE		AGE			DATE DU DÉCÈS
	M	F	Enfant Ans	Mois	Adulte — Ans	
Canton de Betz.						
Boullarre	1	»	»	14	»	21 juillet.
Id	»	1	»	»	»	29 août.
Mareuil-sʳ-Ourcq .	1	»	»	7	»	1ᵉʳ août.
Id	1	»	»	»	35	27 septembre.
Marolles	»	1	5	»	»	21 juillet.
Bourneville ...	»	1	»	8	»	19 août.
Id	»	1	»	»	?	20 août.
Pont-de-Vaux.	1	»	8	»	»	31 août.
Id	1	»	2	»	»	4 septembre.
Marolles	»	1	12	»	»	9 septembre.
Neufchelles	1	»	»	18 j.	»	15 juillet.
Thury	1	»	»	»	32	21 septembre.
Varinfroy	1	»	»	6	»	5 juillet.
Id	1	»	»	»	51 1/2	15 septembre.
6 comm. et 8 pays.	9	5	10		4	4 en juillet. 5 en août. 5 en septembr.

NOM DE LA COMMUNE	SEXE		AGE			DATE DU DÉCÈS
	M	F	Enfant Ans	Mois	Adulte — Ans	

Canton de Creil.

NOM DE LA COMMUNE	M	F	Ans	Mois	Ans	DATE DU DÉCÈS
Blaincourt.......	»	1	»	5	»	17 août.
Coye...........	1	»	»	13	»	27 juillet.
Chantilly	»	1	»	3	»	6 août.
	»	1	»	20	»	21 août.
	»	1	»	4	»	12 septembre.
	»	1	5	»	»	26 septembre.
	1	»	»	»	36	27 septembre.
	1	»	»	»	59	27 septembre.
Cramoisy	»	1	»	1 1/2	»	3 septembre.
	»	1	»	3	»	10 juillet.
	1	»	»	5	»	10 juillet.
	1	»	»	3	»	13 juillet.
	»	1	»	4	»	9 juillet.
	»	1	»	10	»	8 juillet.
Creil...........	1	»	»	»	33	29 août.
	»	1	11	»	»	31 août.
	1	»	8	»	»	31 août.
	1	»	»	17	»	5 août.
	»	1	»	1	»	17 septembre.
Gouvieux	»	1	»	6	»	13 juillet.
	1	»	»	»	30	11 août.
	1	»	»	11	»	18 août.
	»	1	»	»	73	26 septembre.
Montataire.......	1	»	»	11	»	13 juillet.
	»	1	»	2	»	28 juillet.
Villers-sous-St-Leu	1	»	»	1	»	12 août.
8 communes.	12	14	21		5	9 en juillet. 10 en août. 7 en septemb.

Canton de Crépy.

NOM DE LA COMMUNE	M	F	Ans	Mois	Ans	DATE DU DÉCÈS
Crépy...........	»	1	»	2	»	3 juillet.
Id...........	1	»	»	3	»	2 septembre.
Ormoy-Villers ...	»	1	»	10	»	19 août.
Saintines........	»	1	»	6	»	24 août.
3 communes.	1	3	»	4	»	1 en juillet. 2 en août. 1 en septembr.

NOM DE LA COMMUNE	SEXE		AGE			DATE DU DÉCÈS
	M	F	Enfant		Adulte	
			Ans	Mois	Ans	

Canton de Nanteuil.

NOM DE LA COMMUNE	M	F	Ans	Mois	Ans	DATE DU DÉCÈS
Ermenonville	1	»	»	»	50	7 septembre.
Fresnoy-le-Luat .	»	1	»	6	»	17 août.
Nanteuil.........	»	1	»	3	»	3 juillet.
Ognes...........	1	»	»	7	»	20 septembre.
Peroy-les-Gombri^{es}	»	1	»	5	»	13 juillet.
5 communes.	2	3	»	4	1	2 en juillet. 1 en août. 2 en septembr.

Canton de Neuilly-en-Thelle.

NOM DE LA COMMUNE	M	F	Ans	Mois	Ans	DATE DU DÉCÈS
Balagny-s^r-Théraⁱⁿ	»	1	»	3	»	16 août.
Id...........	1	»	»	16	»	28 août.
Morangles	1	»	»	8 j.	»	7 septembre.
Neuilly-en-Thelle.	»	1	»	8	»	24 août.
Id...........	»	1	»	15 j.	»	18 septembre.
Puiseux-le-Haub^r.	»	1	»	4	»	9 août.
4 communes.	2	4	»	6	»	4 en août. 2 en septemb.

Canton de Pont-Sainte-Maxence.

NOM DE LA COMMUNE	M	F	Ans	Mois	Ans	DATE DU DÉCÈS
Fleurines	»	1	»	7 s.	»	29 août.
Rully...........	»	1	»	12 j.	»	21 juillet.
Id.............	1	»	»	6	»	5 août.
Verberie	1	»	»	6	»	5 août.
Yvillers..........	»	1	»	3	»	31 août.
4 communes.	2	3	»	5	»	1 en juillet. 4 en août.

| NOM | SEXE | | AGE | | | DATE |
| DE LA COMMUNE | M | F | Enfant | | Adulte | DU DÉCÈS |
			Ans	Mois	Ans	
Canton de Senlis.						
Montépilloy......	1	»	»	2	33	24 septembre.
Mont-Lévêque ...	1	»	»	28 j.	»	11 août.
Ognon..........	1	»	»	10	»	6 août.
Plailly..........	1	»	»	5	»	1er août.
Id............	1	»	»	15	»	6 août.
Saint-Firmin.....	1	»	»	»	53	3 septembre.
	»	1	»	6	»	5 juillet.
Senlis..........	1	»	»	2	»	19 juillet.
	»	1	»	2	»	20 juillet.
	»	1	»	1	»	30 août.
6 communes.	7	3	»	8	2	3 en juillet. 5 en août. 2 en septembr.

RÉCAPITULATION GÉNÉRALE

NOMS des CANTONS	Nombre de pays contaminés	Nombre de décès	Sexe masculin	Sexe féminin	Enfants	Adultes	Nombre de décès dans les mois de		
							Juillet	Août	Septeme
Senlis.........	6	10	7	3	8	2	3	5	2
Pont..........	4	5	2	3	5	»	1	4	»
Neuilly-en-Thlle	4	6	2	4	6	»	»	4	2
Nanteuil.......	5	5	2	3	4	1	2	1	2
Crépy	3	4	1	3	4	»	1	2	1
Creil	8	26	12	14	21	5	9	10	7
Betz..........	8	14	9	5	10	4	4	5	5
7 cantons.	38	70	35	35	58	12	20	31	19

Telle était, en octobre, la situation dans notre arrondissement au point de vue de la diarrhée cholériforme; je dois
ajouter toutefois qu'il s'agit simplement du 3° trimestre.
Dans le 2°, en effet, nous relevons déjà un certain nombre
de cas; dans le 3° nous en retrouvons d'oubliés, et enfin
dans le 4° nous complétons notre chiffre de 77 pour les
enfants. Je m'occupe de ceux-ci d'abord, l'affection qui les
a frappés n'ayant pas, quoi qu'on puisse dire, une analogie
évidente avec le choléra des adultes, et je jette un coup d'œil
sur les véritables foyers épidémiques.

C'est toujours dans les cités populeuses qu'il faut les
chercher, et c'est Montataire qui fournit encore cette fois
les premières victimes à la maladie infectieuse. Celle-ci
s'attaque d'abord à une cité malpropre habitée par des
étrangers, et s'y est installée en véritable maîtresse. C'est
là que j'accompagne M. le Sous-Préfet dans sa visite sanitaire, et que de visu je puis me rendre compte de l'état de
malpropreté des lieux. La première maison où a éclaté l'affection et où on a constaté deux décès est assez propre;
mais les autres demeures sont à peine habitables. Malgré
cela, de nombreux locataires y grouillent, entassés pêle-
mêle dans des chambres infectes et mal aérées. L'eau d'alimentation est fournie par une pompe située au fond d'une
cour, pompe autour de laquelle sont vidés continuellement
les baquets d'ordures de toute la cité. On conçoit que de
cette façon, l'eau se trouve contaminée et puisse contagion-
ner tous ceux qui en boivent; aussi la première préoccupation de l'Administration est-elle d'en interdire l'usage. Ce
n'est pas du reste le choléra seul qui règne dans ces parages;
la fièvre typhoïde elle aussi retient au lit un certain nombre
d'habitants qu'il m'a été donné d'examiner; mais, en ce
moment, laissons là cette autre affection et contentons-nous
de constater tristement que, dans ce petit coin de pays, le
choléra a fait six victimes.

Il n'a pas été plus clément à Saint-Maximin, village
habité par une population de carriers, gens mal logés, mal-

propres et mal nourris. Dans cette commune où, pas plus qu'à Montataire, on n'a négligé les moyens prophylactiques et les meilleurs procédés de désinfection, on compte huit décès par choléra.

Ajoutons à ces chiffres déjà respectables et que nous relevons seulement à partir du 1er octobre, deux morts à Chantilly, une à Gouvieux, où l'infection diarrhéique paraît exister depuis un certain temps, d'autres cas antérieurs au 3e trimestre dans le canton de Neuilly-en-Thelle, d'autres dans le 4e trimestre à Courteuil, Chévreville, et nous arrivons au total de 34 indiqué dans ma statistique.

J'aurais voulu être moins bref sur une épidémie qui, en somme, a été grave, à Montataire et à Saint-Maximin surtout; mais j'ai pensé que les médecins dévoués qui ont dans ces circonstances donné leurs soins aux malades, étaient mieux placés que moi et plus en mesure de publier leurs observations complètes. Moi, je n'ai vu le théâtre de l'épidémie qu'en hygiéniste aidant l'Administration de mes conseils; je n'insiste donc pas plus longuement. Tout ce que je puis ajouter, c'est que partout j'ai trouvé la même abnégation dans le corps médical et l'Administration, et partout aussi la même ardeur à lutter contre le microbe. J'ai déjà eu l'occasion, précédemment, de vanter l'organisation sanitaire de la ville de Chantilly; qu'il me soit permis de réunir dans un même concert d'éloges les communes de Gouvieux et de Saint-Maximin, qui ont mis tout en œuvre pour un assainissement parfait. Il est bien entendu que je ne veux excepter aucune des cités où le fléau a fait son apparition, mais il m'a paru de toute justice de citer en première ligne ces communes privilégiées, soit par des largesses privées, soit par l'Administration active et intelligente qui les dirige.

J'en ai fini avec la diarrhée cholériforme, souhaitant de tout mon cœur de n'avoir pas à m'en occuper si longuement une autre année.

CHAPITRE V

La Rage, les Affections charbonneuses, l'Erysipèle, l'Infection purulente, le Tétanos

Depuis les découvertes de l'illustre Pasteur, il est certain que les cas de pustule maligne, de charbon, sont de plus en plus rares dans l'espèce humaine, mais je me demande avec beaucoup de gens, j'en suis sûr, si la même diminution aura lieu en ce qui concerne la rage. Pour cette dernière, on a mis en œuvre les mesures de police les plus sévères, on préconise les inoculations, et malgré tant d'efforts réunis, on a des insuccès à enregistrer chaque année. Ce n'est pas la première fois que je m'occupe de la question. Il y a quelques années déjà, j'ai relaté l'observation d'un enfant mordu et mort de la rage après avoir subi le traitement pastorien ; aujourd'hui c'est encore un fait du même genre que j'ai à relater. Ce dernier toutefois, dont je dois les détails au docteur Grenier, de Nanteuil, offre cette particularité, c'est que le malade n'a pas été mordu par le chien, mais simplement léché. Voici du reste, textuellement, l'observation qui m'a été communiquée par mon honorable confrère :

« Le nommé Vincent, jeune industriel, âgé de 25 à 30 ans, tenait en observation chez lui un chien mordu quelque temps avant par un animal enragé. Ce chien était très doux et léchait son maître chaque fois qu'il lui portait à manger. Le 17 mars, Vincent s'aperçut qu'il avait une écorchure à la main, ne la fit nullement cautériser, mais s'inquiéta et alla chez Pasteur le 23 mars. Renvoyé faute de place, paraît-il, il n'a pu y être admis que le 26.

« Quelques jours après, le chien fut abattu et envoyé au laboratoire de l'Ecole d'Alfort. Là, on fit des cultures avec son bulbe, et on inocula des lapins. Ceux-ci contractèrent rapidement la rage et moururent. Le chien était donc bien enragé.

« Chez Pasteur, on fit à Vincent deux inoculations par jour, pendant trois jours et, ensuite, quatre par jour pendant onze jours. Ces piqûres étaient très douloureuses.

« Le sieur Vincent a présenté les symptômes de la rage paralytique le dimanche 1er mai ; le 4 mai il succombait à l'affreuse maladie... »

Depuis bien longtemps, je n'avais eu à signaler un décès par le charbon ; cette année j'enregistre celui du sieur Bergues, décédé à Cires-les-Mello, le 1er juillet. En ce moment, je n'ai encore aucun détail sur cette mort ; s'il m'en parvient avant l'impression de mon travail, je m'empresserai de les donner.

Avec les progrès de la chirurgie moderne, avec la méthode antiseptique si en honneur maintenant, on devrait ne plus avoir à mentionner ni érysipèle, ni infection purulente, ni tétanos ; malheureusement, il n'en est pas ainsi. Cette année, les microbes semblent ne respecter rien. C'est ainsi que nous constatons deux décès de plus par érysipèle, que nous trouvons encore quatre infections purulentes mortelles et que nous avons onze tétanos de plus que l'année dernière. Je n'essaierai pas de rechercher la cause d'une pareille mortalité. je crois pourtant qu'elle peut être attribuée plutôt au grand nombre d'accidents avec traumatismes graves que nous avons eus en 1892, qu'au mépris des règles de la méthode listérienne. Malgré cela, dans l'intérêt de la science, j'ai cru bon de signaler le fait.

Je termine maintenant ce modeste travail en concluant que l'année 1892 a été, dans l'arrondissement de Senlis, la plus funeste des cinq dernières années écoulées, puisqu'elle comporte 400 décès de plus, et en faisant des vœux pour qu'en 1893 la mort soit plus clémente.

Senlis, le 10 mai 1893.

Dr H. PAUTHIER.

STATISTIQUE DES DÉCÈS DE L'ARRONDISSEMENT DE SENLIS PAR CANTON ET PAR TRIMESTRE PENDANT L'ANNÉE 1893

NATURE DES MALADIES	CANTON de Betz. 25 comm., 8,207 habit.					CANTON de Creil. 19 comm., 32,302 habit.					CANTON de Crépy-en-Valois. 29 comm., 15,066 habit.					CANTON de Nanteuil-le-Haud⁰ⁿ. 19 comm., 8,276 habit.					CANTON de Neuilly-en-Thelle. 15 comm., 10,965 habit.					CANTON de Pont-Ste-Maxence. 13 comm., 9,111 habit.					CANTON de Senlis. 17 comm., 14,756 habit.					TOTAUX des ANNÉES	
	Trimestres.				Total.	Trimestres.				Total.	Trimestres.				Total.	Trimestres.				Total.	Trimestres.				Total.	Trimestres.				Total.	Trimestres.				Total.	1892	1891
	1er	2e	3e	4e		1er	2e	3e	4e		1er	2e	3e	4e		1er	2e	3e	4e		1er	2e	3e	4e		1er	2e	3e	4e		1er	2e	3e	4e			
Fièvre typhoïde	»	»	»	1	1	2	8	14	6	30	»	»	1	4	5	»	»	1	»	2	»	1	1	»	2	»	»	»	1	1	3	1	3	2	9	49	34
Rougeole	»	»	»	»	»	»	4	13	»	17	»	1	5	»	6	»	1	3	»	4	»	»	1	»	1	»	»	13	13		41	6
Scarlatine	»	»	1	»	1	»	1	»	4	5	»	»	»	»	»	»	1	3	»	4	»	»	2	2	»	»	1	»	»	1	9	13				
Coqueluche	»	»	1	»	1	3	»	»	»	3	»	1	4	»	5	»	»	»	»	»	»	1	1	1	1	»	3	»	»	3	13	7			
Angine diphthéritique, Croup	»	»	1	1	2	10	10	6	8	34	1	2	5	»	8	1	1	2	1	5	»	»	»	»	»	1	»	1	»	2	1	»	»	3	»	4	54	45
Méningite et Eclampsie infantiles (Convulsions)	1	3	5	2	11	23	17	23	9	72	2	4	5	5	16	»	5	7	1	13	1	3	1	»	5	1	»	4	»	5	2	2	5	5	14	136	126
Bronchite aiguë	2	»	1	»	3	12	6	4	2	24	3	3	3	»	9	4	3	»	»	7	»	1	»	»	1	3	3	»	»	6	5	3	»	»	8	58	41
Bronchite chron., Catarrhe pulm.	4	1	»	1	6	6	2	1	3	12	11	1	4	»	16	»	1	1	»	2	2	1	»	»	3	»	1	1	1	»	1	2	2	»	1	5	47	58
Broncho-pneumonie	13	6	»	2	21	30	1	4	1	45	12	4	4	4	20	4	»	4	3	11	2	1	»	3	»	5	1	1	1	8	10	1	3	3	17	128	76
Pneumonie	2	1	4	5	12	10	8	2	7	27	7	4	4	2	17	3	6	1	»	10	13	3	1	1	18	8	2	»	2	10	5	6	2	2	15	109	160
Pleurésie	»	»	»	»	»	»	»	»	1	1	»	»	2	»	2	»	1	1	»	»	»	»	»	»	»	»	»	»	»	»	»	»	»	2	»	2	4
Phtisie et autres tuberculoses	7	1	1	6	15	32	33	23	11	99	13	10	8	7	38	6	5	5	2	18	10	14	7	10	41	8	10	6	5	29	6	12	7	11	36	276	278
Affections cardiaques	5	3	4	3	15	11	15	17	13	56	8	10	5	8	31	3	1	3	1	11	11	5	7	6	29	4	6	9	4	23	11	9	7	8	35	200	194
Influenza	2	1	»	»	3	25	2	»	»	27	2	»	»	»	2	2	»	»	»	2	11	1	»	»	12	»	»	»	»	»	16	»	»	»	16	52	1
Affections cancéreuses	2	2	4	4	12	10	8	16	11	45	9	»	4	4	30	7	3	6	4	22	13	5	7	3	28	4	3	4	5	16	7	9	4	5	25	178	149
Gastro-entérite (Athrepsie)	1	2	7	3	13	14	15	45	18	92	6	4	42	8	50	1	»	3	30	7	13	18	5	43	1	2	13	2	18	4	2	14	4	24	279	208
Diarrhée cholér., Choléra infant.	»	»	9	»	9	»	2	21	6	29	»	4	6	»	6	»	4	»	4	»	»	13	»	12	»	8	»	8	»	1	1	8	»	9	77	»
Choléra	»	»	4	1	5	»	»	5	17	22	»	1	»	»	1	»	»	»	»	»	»	2	»	»	2	»	»	»	»	»	»	»	1	3	34	»
Affections médicales diverses: Foie, Intestins, Péritonite	5	4	7	4	20	24	23	15	25	87	12	15	9	13	49	9	8	12	5	34	6	6	7	7	26	3	7	6	2	18	2	8	11	6	28	262	277
Affections cérébrales: Apoplexie, Paralysie, Ramoll., Sénilité	18	14	13	9	54	29	32	29	32	122	18	14	9	14	55	7	10	7	4	28	16	16	7	14	53	19	15	12	7	53	22	17	20	10	75	440	431
Maladies des femmes en couches	»	»	1	»	1	»	1	»	»	1	1	»	»	»	1	»	»	»	»	»	»	1	»	»	1	»	»	»	»	»	»	»	3	»	3	5	7
Rage	»	»	»	»	»	»	»	»	»	»	»	»	»	»	»	»	1	»	»	1	»	»	»	»	»	»	»	»	»	»	»	»	1	»	1	1	»
Affections charb., Pustule malig.	»	»	»	»	»	»	»	»	»	»	»	»	»	»	»	»	»	»	1	1	»	»	»	»	»	»	»	»	»	»	»	»	»	»	»	1	»
Erysipèle	»	»	»	»	»	3	»	1	»	2	»	1	»	1	»	»	»	2	»	2	2	2	3	1	»	2	»	»	»	»	»	»	»	»	»	8	6
Affections chirurgicales	1	2	»	»	3	3	4	2	1	10	»	1	»	1	»	»	»	»	2	8	2	»	1	»	1	»	2	2	1	1	5	34	25
Infection purulente	»	»	»	»	»	»	»	1	»	1	»	»	»	»	»	»	»	»	»	»	»	»	»	»	»	»	2	2	4	5
Tétanos	»	»	»	2	2	»	4	»	2	6	1	»	»	1	3	»	»	»	»	»	1	»	3	»	»	2	2	1	1	6	14	3
Causes accidentelles	»	6	2	2	10	5	7	3	9	24	1	2	2	4	9	3	1	2	1	»	2	1	»	3	5	4	4	4	8	62	25
Suicides	»	»	2	4	6	1	»	3	»	9	»	4	»	4	»	3	3	2	1	6	1	»	2	2	1	5	35	52
Morts-Nés	»	»	2	4	6	»	»	4	8	25	2	»	2	5	2	2	3	2	9	76	87
Totaux	63	46	69	48	226	271	212	295	150	928	107	95	127	75	416	40	64	79	32	224	99	82	72	58	311	52	56	72	39	229	103	73	98	91	374	2.700	2.329

Senlis, mars 1893.

Dr Henri PAUTHIER.

TOTAUX GÉNÉRAUX . . . . . 2.700 | 2.329
TOTAUX non compris les morts-nés . 2.624 | 2.242

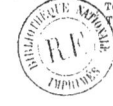

Beauvais. — Imprimerie A. SCHMUTZ, 27, rue Saint-Pantaléon.

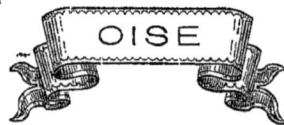

OISE